JN072756

大きな文字で解説

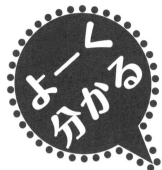

心臓病

の本

松本内科院長
松本都恵子

MP ミヤオビパブリッシング

まえがき

　心臓はドクンドクンと規則正しいリズムで体の隅々まで血液を送り出します。心臓は1日10万回も伸び縮みするタフな筋肉の塊です。若い頃は心臓は正常に機能し、日常生活で心臓のことを考えたり心配したりしなかったと思います。

　では、いつ頃から心臓は傷んでくるのでしょうか。驚かれるかもしれませんが、20歳代でもう動脈硬化が始まっています。日本人の平均寿命が男性81.64歳、女性87.74歳なのに、こんなに早くから心臓は傷み始めているのです。

　ところで一概に心臓病といっても、いろいろなタイプがあります。心臓病の中で一番多いのが、心筋梗塞や狭心症などの虚血性心疾患です。この2つの病名はよく聞いたことがあると思います。

　次いで多いのが心不全と不整脈です。「心不全なんて考えたこともない」、「不整脈なんて年寄りの病気じゃないか」などと思っている人はいませんか?

　いえいえ、心不全も不整脈も、今や高血圧や糖尿病のように中高年の当たり前の病気です。

　日本人の死因の第1位は悪性新生物、つまり癌で

す。では第2位は何だかご存じですか？　実は心臓病です。

　ひと昔前は、ご親族や知人の方で昨日まで元気だったのに急に亡くなり「なんで？　どうして？」と驚かれた方も少なくなかったと思います。

　しかし最近は心臓病と聞いて驚く人は少なくなりました。心臓病の人が増えてきたからです。身近な人で心臓病で病院に通っている方や、心臓の薬を飲んでいる方がいらっしゃると思います。

　これからは心臓病は自分のこととして受け止め、心臓を健康に保つためにどうしたらよいか一緒に考えてみましょう。

　　　　　　　　　　　　　　　　　　　　著者

目　　次

イラスト：伊月　侃
松本内科

第1部 心臓とは

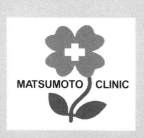

第1章 心臓の位置と役割

心臓の位置と役割とは

　人の体に心臓はなくてはならないものです。心臓は丈夫にできていますが加齢とともに弱ってきます。最近、心臓病になる人が増えてきました。

　心臓病を予防するために、まず心臓とは何か、心臓はどんな役割があるのか、基礎から勉強しましょう。

＜心臓の位置＞

　心臓は人の体でも最も重要な臓器のひとつなので、体の奥に隠されています。外からは見えません。

　肋骨、胸骨、胸椎で構成される胸郭という硬い鎧の中にあります。

　心臓は左右の肺に挟まれています。大きさは握りこぶしほどです。重さは成人で200〜300ｇ程度です。

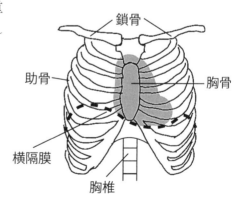

＜心臓の筋肉＞

　心臓の大部分は筋肉です。心筋といいます。心筋が収縮して全身に血液を送り出します。

　心筋の力はとても強く、血液を体の隅々にまで送り届けることができます。

心筋は特別な筋肉です

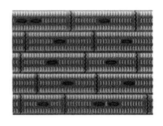

　手足を動かす筋肉を骨格筋といいます。骨格筋はパワフルな「横紋筋」からできています。

　骨格筋は自分の思った通りに動かせるので随意筋ともいいます。

　心筋も「横紋筋」からできています。しかし心筋は内臓の一部なので、胃腸の筋肉のように自分の意思では動かせない筋肉、つまり不随意筋です。

＜心臓を包む膜＞

　心筋は心膜という薄い膜で覆われています。心臓の内側に心内膜があり、外側に心外膜（心膜）があります。

このふたつの膜は心臓をすっぽり包み込んで心筋を守ってくれます。

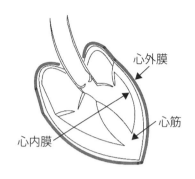

さらに心外膜は２層構造で、心膜腔という隙間が心臓が激しく動いても周りの臓器と摩擦しないようになっています。

名前は似ていますが、心筋と心内膜、心外膜（心膜）の病気は別です。

- **心筋の病気**　＝心筋梗塞、心筋症、心筋炎など
- **心内膜の病気**＝感染性心内膜炎など
- **心外膜の病気**＝収縮性心膜炎、心タンポナーデなど

＜心臓の働き＞

心臓は血液を循環させるポンプ装置です。

心臓は、まず全身から集められた血液（静脈）を肺に送ります。

肺で血液は酸素をたくさん供給されます。肺から心臓に戻った血液（動脈）は、心臓の強い収縮力で全身に送り出されます。

人の心臓は1分間に60〜90回拍動します。1分間に60回ということは、1日に10万回も拍動していることになります。

つまり、心臓は毎日ものすごい仕事をしています。

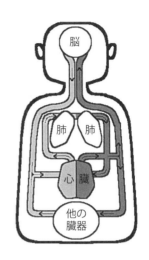

血液の流れ

大静脈 → 心臓 → 肺動脈 → 肺 →

肺静脈 → 心臓 → 大動脈

心臓の検査（その1）レントゲン検査

胸部レントゲン単純撮影は循環器科でよく行われる検査です。

レントゲンを1枚撮るだけで心臓の病気が発見されることが少なくないです。心電図と同様に重要な検査です。

心臓が大きくなると、真ん中の白い部分の面積が広がります。心拡大といいます。また、ある心臓の病気は心臓の形を変えます。

　レントゲンに写った心臓の形から心臓病を推測します。さらに、心不全になると肺にも影が出ます。

　たった1枚の写真で、循環器のいろいろな病気が考えられます。

よくある会話〈1〉　レントゲン撮影の後で

患者さん：先生、私の心臓は大きいですか？

医　　師：いいえ、正常範囲内です。

患者さん：よかった。

第2章 心臓の内部構造

心臓の内部構造

　人の心臓は４つの部屋からできています。

　また、それぞれの部屋の出口に弁がついていて血液が逆流しないようになっています。

心臓の4つの部屋

　心臓は、右心房、右心室、左心房、左心室の４つの部屋に分かれています。

　血液は、この４つの部屋の中を一方通行に流れています。

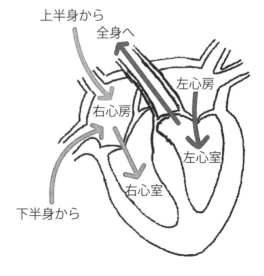

血液は、大静脈 → 右心房 → 右心室 → 肺動脈 → 肺 → 肺静脈 → 左心房 → 左心室 → 大動脈 → 全身と流れます。

心臓の4つの弁

心臓の中には4つの弁(べん)があります。

右心房と右心室の間には三尖弁(さんせん)、右心室と肺動脈の間には肺動脈(はいどうみゃく)弁、左心房と左心室の間には僧房(そうぼう)弁、左心室と大動脈の間には大動脈(だいどうみゃく)弁があります。

<大動脈弁>

大動脈弁は左心室が収縮すると開いて左心室から大動脈に血液を送ります。大動脈から全身に血液はまわります。

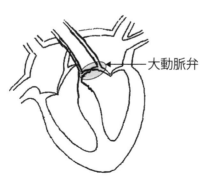

大動脈弁

＜僧帽弁＞

　僧帽弁は左心房と左心室の間にある弁です。

　僧帽弁は２枚の帆のような形をした弁尖といわれる膜からできています。

　２枚の帆のような形がキリスト教の司教帽に似ているので、僧帽弁と呼ばれるようになりました。

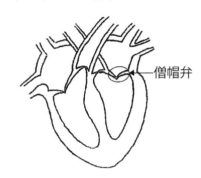

＜肺動脈弁と三尖弁＞

　肺動脈弁は右心室から肺に血液を送り出します。三尖弁は右心房と右心室の間にある弁です。

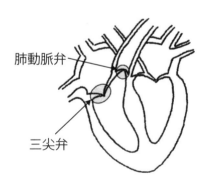

弁の異常

　心臓弁膜症とは心臓の弁に異常が起きてその機能が低下したものです。

　例えば、大動脈弁が加齢により硬くなり、出口が狭くなるとこのようになります。

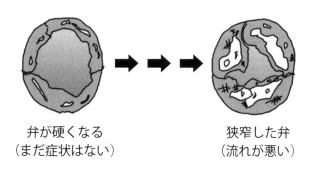

弁が硬くなる
（まだ症状はない）

狭窄した弁
（流れが悪い）

心臓の検査 (その2) 超音波検査

　心臓の内部を見るのには心臓超音波検査（心エコー）がとても役に立ちます。

　心臓の形や動きをリアルタイムに詳細に見ることができます。循環器ではかかせない検査です。

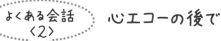

よくある会話〈2〉 心エコーの後で

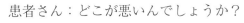

　　患者さん：どこが悪いんでしょうか？

　医　　師：ちょと弁の逆流があります
　　　　　　　が、大丈夫ですよ。

　　患者さん：よかった。

第3章
冠動脈と動脈硬化

冠動脈と動脈硬化とは

心臓の表面に、冠動脈という細い血管が乗っています。冠動脈は英語の coronary artery の日本語訳です。肝臓の肝動脈と同じ発音ですので間違えないでください。

冠状動脈ともいいます（あまり使われない）。冠動脈は、心臓の筋肉細胞に酸素や栄養を供給している重要な血管です。

冠動脈の枝分かれ

冠動脈は左右に1本ずつ、合計2本あります。左を左冠動脈、右を右冠動脈と呼びます。

左冠動脈は前下行枝と回旋枝に分かれます。

前下行枝は心室中隔、心臓の前壁、心尖部に栄養分を供給しています。

回旋枝は心臓の左側壁と左後

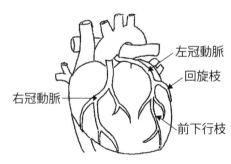

左冠動脈
回旋枝
右冠動脈
前下行枝

壁に栄養分を供給しています。

　右冠動脈は、洞房結節、房室結節、右心室、心臓の
後壁および下壁に栄養分を供給しています。

プラークができる

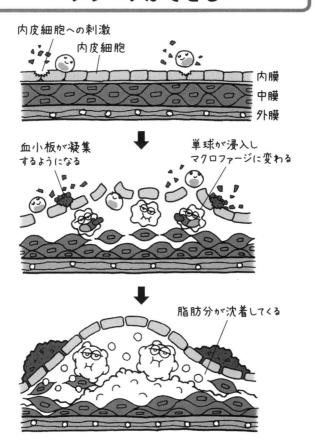

内皮細胞への刺激
内皮細胞
内膜
中膜
外膜

血小板が凝集
するようになる
単球が浸入し
マクロファージに変わる

脂肪分が沈着してくる

血管は加齢によりコレステロールや脂質などが蓄積し動脈硬化を起こします。動脈の壁にプラーク（粥種）と呼ばれるものができます。

血管が詰まる

　冠動脈が動脈硬化を起こして心筋梗塞や狭心症を発症します。

血管の断面図

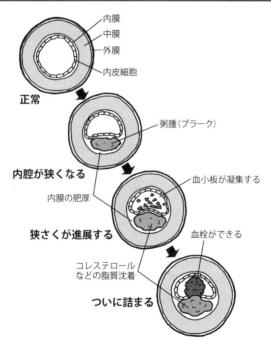

正常
内膜
中膜
外膜
内皮細胞

内腔が狭くなる
粥腫（プラーク）

狭さくが進展する
内膜の肥厚
血小板が凝集する

ついに詰まる
コレステロール
などの脂質沈着
血栓ができる

心筋梗塞と狭心症

心筋梗塞も狭心症も虚血性心疾患です。

冠動脈の血流が悪くなり、心筋への酸素供給が足りなくなった状態です。

両者は似ていますが、症状や重症度はかなり違います。

心筋梗塞は、冠動脈の血流が完全に止まって、酸欠状態になり、心筋が壊死した状態です。

放置すると、心不全、不整脈、心破裂などを起こして死に至ることがあります。

それに対し、狭心症は冠動脈の血管の内腔が動脈硬化のために狭くなり、心臓の筋肉に酸素が十分に送られなくなるために起こります。

また、冠動脈の痙攣により血管が急に縮んでしまう場合もあります。ニトロールを服用すると症状が改善します。

血管の動脈硬化の最大の要因は加齢です。

これに脂質異常症、高血圧症、糖尿病、肥満という「死の四重奏」といわれる生活習慣が動脈硬化を進めていきます。

急性冠症候群は危ない状態

　典型的な急性心筋梗塞は「STという波形（第5章を参照）が上昇する心筋梗塞」です。当然のことながらすぐ入院し治療を開始します。

　その他に「不安定狭心症」というものと「STが上昇しない心筋梗塞」というものがあり、これらをまとめて「急性冠症候群（きゅうせいかんしょうこうぐん）」と呼び、早急に治療を始めないと危険です。

＜不安定狭心症＞

　不安定狭心症は、短期間に急速に悪化する狭心症です。安静時の胸痛が特徴です。プラークが破綻して冠動脈が閉塞しかかっている状態です。

　不安定狭心症は急性冠症候群のひとつで、重症化するので放置してはいけません。

　心筋が壊死に陥り急性心筋梗塞になります。心筋梗塞と同様の治療が必要です。

＜非ST上昇型心筋梗塞＞

　心筋梗塞では、大多数は心電図でST波が上昇しますが、この非ST上昇型心筋梗塞ではST波が正常

だったり逆に低下したりします。「非貫壁性梗塞」や「心内膜下梗塞」とも呼ばれます。これも急性冠症候群のひとつです。放置してはいけません。

虚血性心疾患の治療方針

安定した狭心症　　　　　急性冠症候群

労作性狭心症	不安定狭心症	ST上昇型急性心筋梗塞
冠攣縮性狭心症	非ST上昇型心筋梗塞	↓↓

↓	↓	↓
通院で内科治療ないし計画的に	入院治療	救急入院し迅速に治療

カテーテル治療・バイパス手術

第4章 心臓の電気の伝わり方

心臓の電気の伝わり方とは

　心臓の中で、電気信号が伝わる経路を「刺激伝導
系」といいます。

　正常の心臓では、右心房にある洞結節で作り出され
た電気信号が、決まった経路を規則正しく伝わってい
きます。

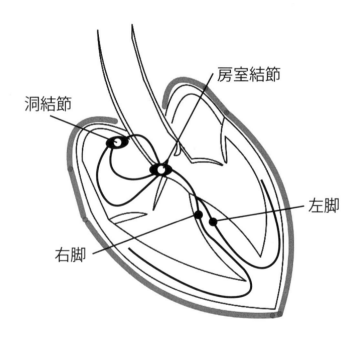

房室結節

洞結節

左脚

右脚

① 右心房にある「洞結節」から電気信号が発生します。洞結節は、基本的には自動的に一定の頻度で電気信号を発生します。

② 電気信号は心房内を伝わりながら心房を収縮させます。

③ その後、電気信号は「房室結節」を通って心室に伝わります。

④ 電気信号は、⑤左脚と⑥右脚に分かれて心室が収縮します。

心臓の検査 (その3) 心電図

心電図は心臓の電気の変化を体表から記録したものです。

健診や病院で最初にとる心電図は、検査室で横になってとる「安静時12誘導心電図」です。

手足と胸から各6方向の電気信号を拾います。

＜健康な人の心電図＞

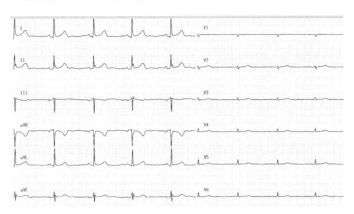

＜四肢誘導＞

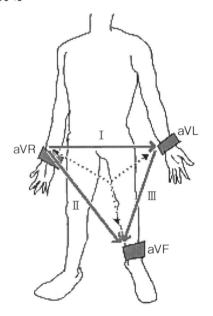

＜胸部誘導＞

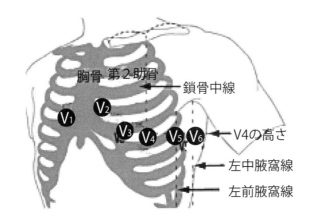

胸骨 第2肋骨
鎖骨中線
V4の高さ
左中腋窩線
左前腋窩線

心電図の基本

　心電図を見ても分からないとよくいわれます。

　一般的に心電図は難しいと思われがちですが、心房
で発生したＰ波と、心室に伝わったQRS波と、心室
の興奮が回復するＴ波が基本ですので、この３つの
波形をよく見ましょう。

　各波形の幅と高さ、波と波の間隔は決まっていま
す。いずれの波形も正常より数値が低くても高くても
いけません。

　正常値を全部覚える必要はありませんが、たくさん
ある指標の中から、よく使われ重要と思われる６つだ

け正常値を紹介します。

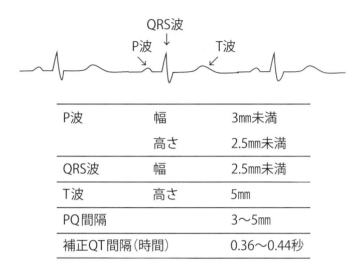

P波	幅	3mm未満
	高さ	2.5mm未満
QRS波	幅	2.5mm未満
T波	高さ	5mm
PQ間隔		3〜5mm
補正QT間隔（時間）		0.36〜0.44秒

不整脈とは

　心臓は規則正しく働き、全身に血液を送っています
が、不整脈とはその名の通り、リズムが乱れた状態で
す。

　不整脈の原因はいろいろです。不整脈の程度もいろ
いろです。全く無害なものから死に至る重症な不整脈
があります。

　不整脈と診断されても驚かず、放置してよいもの
か、すぐ治療しなければならないものか、医師に診断

してもらう必要があります。

　不整脈の詳細については、第7〜11章で説明します。

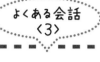

よくある会話
〈3〉

医　　師：ほとんどの不整脈は心配な
　　　　　いですよ。

患者さん：そうですか。

　　　　　じゃあ、どんな不整脈がよ
　　　　　くないのですか？

医　　師：これから説明します。

第2部 心臓の病気

第5章

心筋梗塞

タバコをやめよう

● 禁煙した患者Ⓐさん

患者Ⓐ 先生、こんにちは。

医　師 お元気そうですね。心筋梗塞で倒れてちょうど1年経ちましたね。

再発もなくて順調でなによりです。

患者Ⓐ 有難うございます。自分でもあのときはどうなるのか心配でしたが、こうして普通に生活できてうれしいです。

私が心筋梗塞になるなんて夢にも思わなかったです。

心臓病なんて他人事だと思っていました。

あんな怖い思いは二度としたくないです。

医　師 そうですね、大変でしたね。

心筋梗塞は胸が痛いだけの病気ではなく、意識も遠のいたりして、体験者でないと分からない恐怖感があったと思います。

患者Ⓐ はい。それはもう！

私はもう人生が終わったかと思いました。

医　師 Ａさんは、若いし、血圧も安定していて糖尿病もないですよね。

心筋梗塞になる基礎疾患はなかったはずです
が……。

患者Ⓐ （うなだれて）……すみません。

　　　　先生には内緒にしていましたが、タバコが悪
　　　　かったようです。

**医　　師　タバコを吸っていたのですか。知らなかった
　　　　です。**

患者Ⓐ　入院した病院で聞かれたので正直に答えまし
　　　　た。

　　　　担当の先生からタバコだけは絶対やめるよう
　　　　にいわれました。

**医　　師　そうでしたか。それで、Ａさんは禁煙できま
　　　　したか？**

患者Ⓐ　もちろんです！　あれから１本も吸っていま
　　　　せん。

　　　　もう二度と入院したくないですから。

ステント治療

● 入院した患者Ⓑさん

患者Ⓑ　先生、久しぶりです。

医　師　久しぶりですね、Bさん。お元気でしたか？

患者Ⓑ　先生大変なことがあったのです。（紹介状を
医師に渡す）

医　師　（大学病院の医師から退院時にもらった情報
提供書を読む）

　　　　　Bさんは心筋梗塞で入院したのですね。

患者Ⓑ　はい。急に胸が痛くなり、息もできなくなり、
救急車を呼びました。

　　　　　病院に入院したら、最初は心不全といわれま
したが、詳しく調べたら心筋梗塞でした。

医　師　そうですか。それは大変でしたね。

　　　　　そして、すぐ入院して治療してもらえたので
すね。

患者Ⓑ　はい、カテーテルで心臓の血管を拡げました。

医　師　（文章を読みながら）薬剤溶出性ステントを入
れたんですね。

患者Ⓑ　ヤクザイ……、それは何ですか？

医　師　はい、今回Bさんに使われたステントは血管

が詰まらなくなるようにする薬が塗ってあります。

患者Ⓑ　そうですか。よく分かりませんが治してもらって感謝してます。

　　　ところで、先生、退院のときに薬をいっぱい出されました。

医　師　血小板が固まらないようにする薬が2種類出ましたね。

患者Ⓑ　こんなにたくさん飲まないといけないんでしょうか？

医　師　抗血小板剤は3ヶ月服用したら1種類に減る予定です。

患者Ⓑ　将来的には薬は飲まなくてよくなりますか？

医　師　心筋梗塞が再発しないように血液をサラサラになる薬はひとつくらいは続けないといけないでしょう。

心筋梗塞とは

　心臓の筋肉に酸素を送る血管を冠動脈といいます。冠動脈が詰まって心筋が壊死（えし）すると心筋梗塞になります。心筋梗塞になると、不整脈が起きたり、心不全になったりします。

　心筋梗塞が怖いのは、発症したらアッという間に悪化して命を落とすことがあるからです。

　心筋梗塞の平均発症年齢は男性が 65 歳で女性が 75 歳です。

　女性の心筋梗塞の発症年齢が男性より 10 歳も遅い理由は、女性ホルモンの予防効果のおかげです。

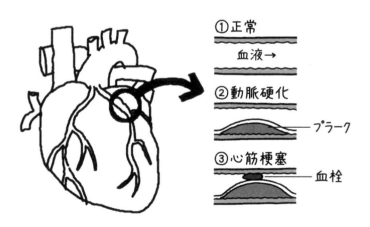

①正常
血液→
②動脈硬化
プラーク
③心筋梗塞
血栓

心筋梗塞の実態

　心筋梗塞になる人は年々増加しています。

　1979 年から 30 年間の調査では、心筋梗塞の発症率は 4 倍にも増えました。

　以前は心筋梗塞になると約半数が死亡していました。とても怖い病気でした。

　最近は幸いなことに医学が進歩し、病院にすぐ運ばれて適切な治療がなされれば死亡することは少なくなりました。

　現在は心筋梗塞の死亡率は 10％以下といわれています。

　しかし、病院の集中治療室にたどり着くのが遅ければ予後不良です。まだまだ怖い病気です。

　また、命が助かったとしてもその後の治療があります。後遺症が残ったり、退院後も再発を予防するために病院に通院しないといけません。

　もちろん医療費もかかります。問題がたくさんあります。

心筋梗塞の原因

心筋梗塞の最大の原因は加齢と喫煙です。タバコをすっている人は禁煙しましょう。

また糖尿病や高血圧、脂質異常症なども心筋梗塞の危険因子となります。

日頃からこのような基礎疾患がある人はその治療に励み、心筋梗塞にならないように予防に力を入れてください。

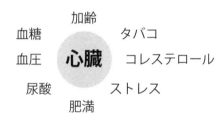

心筋梗塞の症状

心筋梗塞の症状は突然起こる胸の痛みです。「胸が圧迫される」「締め付けられる」などと感じます。痛みは30分以上続きます。

胸の痛みは激痛なので死の恐怖が頭をよぎるほどです。痛み以外にも、息苦しさ、冷汗、吐気などの症状

が出ます。

　心筋梗塞の典型的な症状は胸痛ですが、痛む場所は胸とは限りません。顎（あご）や、首、肩の痛みなどもあります。左の肘が痛くて整形外科を受診することもあります。

　さらに、心筋梗塞であっても症状がない場合があります。無症状で気づかず突然死することがあります。

　糖尿病の人や高齢者では感覚が鈍っており、心筋梗塞の自覚症状が乏しいので心筋梗塞を見逃されることがあります。注意しましょう。

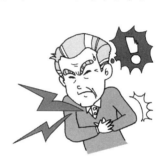

心筋梗塞の診断

＜心電図検査＞

　心筋梗塞になると心電図でST（エスティ）という波形が上がります。ST波が上昇しないタイプもありますが、ここではST上昇型の典型的な所見で説明します。

　心筋梗塞を発症した直後に心電図をとると、独特な形のST波が見られます。

　この上がったST波は時間とともに変化し、最後に

異常 Q 波や陰性 T 波になります。

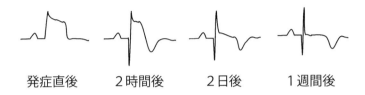

発症直後　　2時間後　　2日後　　　1週間後

＜血液検査＞

　心筋梗塞で心筋の細胞膜が破壊されると、CK（ク
レアチニンキナーゼという酵素）とトロポニン（心筋
筋原線維の蛋白）が血液中に漏れてきます。

　その結果、血液中の CK 値とトロポニン値が上昇し
ます。

心臓の検査（その4）冠動脈検査

　カテーテルを手足の動脈から差し込み心臓の血管内
へ送り、造影剤を注入し冠動脈を撮影します。

　冠動脈には血管がたくさんあります。造影してその
どこの部分が閉塞したか詳細に調べます。

　この検査は次に行うカテーテル治療もかねていま
す。

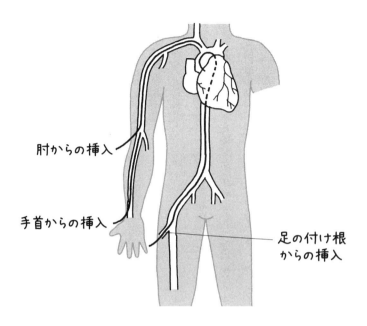

肘からの挿入

手首からの挿入

足の付け根
からの挿入

心筋梗塞の治療

＜救急車を呼ぶ＞

　意識がなく心臓が止まっている人を見たら、すぐ救急車を呼びましょう。

　119番通報から救急隊が現場に到着するまでに5分かかります。

　できるだけ早く電話してください。

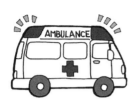
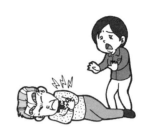

＜心臓マッサージ＞

　救急車が到着までの間は心臓マッサージをしましょう。急性心筋梗塞症で死亡する例は、発症から１時間以内です。

1 安全の確認

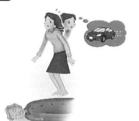

2 肩をたたいて反応がないことの確認

3 助けを呼ぶ

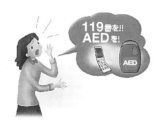

119番を!!
AEDを!

4 普段どおりの呼吸がないことの確認

胸と胸部の動きを見て、呼吸の確認をします。（10秒以内）※分からないときは胸骨圧迫を開始。

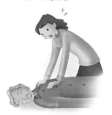

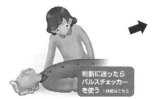

判断に迷ったら
パルスチェッカー
を使う ≫詳細はこちら

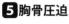 **胸骨圧迫**

胸が約 5 ㎝沈む程度の強さで、1
分間に 100 回から 120 回のテン
ポで押します。

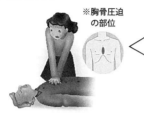

※胸骨圧迫
の部位

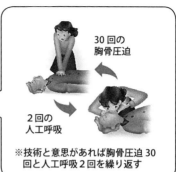

30 回の
胸骨圧迫

2 回の
人工呼吸

※技術と意思があれば胸骨圧迫 30
　回と人工呼吸 2 回を繰り返す

6 AED で電気ショック

体から離れてください。

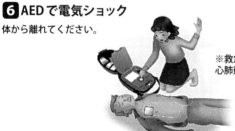

※救急隊に引き継ぐまで
　心肺蘇生を続けましょう。

（出典：日本光電提供資料より）

エーイーディー
＜AED を使う＞

　救急車が到着までの間、心臓が止まっていたら迷う
ことなく AED を使いましょう。

　　　・電源スイッチを手前にスライドさせて蓋を開け
　　　　ます。

　　　・フタを開けると、自動的に電源が入ります。

- イラストを見て電極パッドを貼ります。
- 音声ガイドと画面を見て操作を続けます。
- 成人か小児か切換スイッチを選びます。
- ショックボタンを押します。

　心臓が痙攣し血液を体に送れなくなった状態にAEDで電気ショックを与えると、正常なリズムに戻ります。

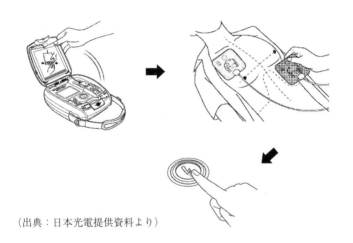

（出典：日本光電提供資料より）

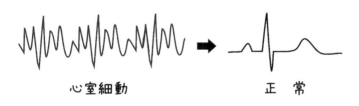

AEDで電気ショック

心室細動　　　　　　　　正常

昔は AED は病院や救急車の医療従事者だけし
か使えませんでしたが、2004 年より一般市民でも
使用できるようになり、空港・駅・学校・企業・
スポーツ施設などいろいろな所に設置されるよう
になりました。

　医学の知識や経験がなくても誰でも使えます。

入院して治療する

　救急車が到着すると、救急隊はすぐ病院に搬送し
ます。

　病院に到着したら CCU（冠動脈疾患集中治療室）
ないし ICU（集中治療室）に入ります。

　着いたらすぐ鎮痛剤、硝酸塩、アスピリン治療など
が開始されます。

　必要に応じて酸素吸入も行われます。

＜カテーテル治療＞

　6 時間以内の心筋梗塞の場合、閉塞した冠動脈を再
び開通させるために経皮的冠動脈インターベンション
治療、いわゆるカテーテル治療が行われます。

カテーテルを太い動脈に挿入し、動脈の閉塞した所まで進め、バルーンによる冠動脈形成術ないし、ステントや薬剤溶出ステントで血管を拡張します。

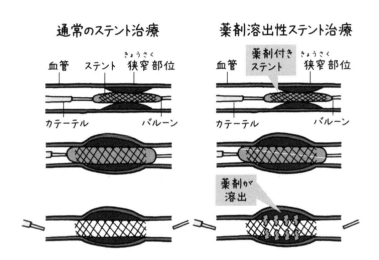

通常のステント治療

血管　ステント　狭窄部位
カテーテル　　　　バルーン

薬剤溶出性ステント治療

薬剤付き
ステント　狭窄部位
血管
カテーテル　　　　バルーン

薬剤が
溶出

＜バイパス手術＞

　カテーテル治療で効果がない場合は、冠動脈バイパス手術が行われます。

　体の他の部位から採取した静脈や動脈を使って、冠動脈の詰まった所の前後を繋ぎます。

退院後の生活

　病院を退院したら自由というわけではありません。禁煙はいうまでもありません。絶対にタバコを吸わないでください。

　心臓リハビリテーションを受けて退院するので、家に帰っても医師の指示に従ってしっかり運動しましょう。

＜心臓の薬が始まる＞

　退院時には、抗血小板剤や、心筋を保護する薬、抗不整脈剤や利尿剤などの心臓の薬が何種類か出されます。人によって病状が違いますので処方も違います。薬の数が多いですが内服を中断しないでください。

　特に抗血小板剤は大切です。血小板は血液を固める作用があります。血小板の働きを抑える薬は、血液の凝固を防ぎ、冠動脈の血流を改善します。

　抗血小板剤には以下のようなものがあります。

一般名	商品名
アスピリン クロピドグレル プラスグレル	バイアスピリン プラビックス エフィエント

カテーテルの治療をした人は抗血小板剤が２種類処方されるのが普通です。いつ１種類に減量するかは人によって違います。

　いずれにしても心筋梗塞の再発を予防するために生涯飲み続けます。

　抗血小板剤は皮下出血や鼻出血などの副作用がまれにあります。

　副作用が出た場合は対症的に治療します。

　アスピリンの副作用は胃腸障害です。アスピリンは胃薬と併用することが多いです。

再発しないために

　心筋梗塞の治療がうまくいっても、心筋梗塞の危険因子があるとまた再発する可能性があります。

　再発を予防するために、糖尿病、高血圧、脂質異常症などの基礎疾患をしっかり治療しましょう。

＜糖尿病＞

　糖尿病の人は厳格に血糖をコントロールしましょう。糖尿病性網膜症や糖尿病性腎症を発症させないための目標値はＨｂＡ１ｃ（ヘモグロビンエーワンシー）が７％以下ですが、心筋梗塞の

予防のためにはさらに低く、HbA1c値が5.6％以下です。しっかり治療しましょう。

＜高血圧＞

血圧の高い人は血圧を正常に保ちましょう。降圧目標は常に130/80mmHg以下です。そのためには塩分を控えましょう。

1日の塩分は6g以下です。相当がんばらないといけません。

＜脂質異常症＞

コレステロールはできるだけ下げましょう。

検診では悪玉のLDLコレステロールの正常値は140mg/dl未満ですが、リスクのある人は心筋梗塞予防のためにLDLコレステロール値を100mg/dl未満を目標にします。

さらに、すでに心筋梗塞を起こした人は再発しないために70mg/dl未満を保ちましょう。しっかり下げる

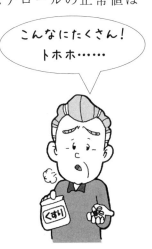

こんなにたくさん！
トホホ……

ことになります。

　食事だけでは下がりきらないのでスタチン剤などの薬の力が必要です。

第6章 狭心症

ニトロールを舌下する

● 狭心症患者Ⓐさん

患者Ⓐ　先生、おはようございます。

医　師　久しぶりですね。お変わりありませんか？

患者Ⓐ　いいえ、昨晩久しぶりに胸が痛くなりました。

医　師　狭心症の発作ですね。ニトロールを使いましたか？

患者Ⓐ　はい。舌の下に入れました。
　　　　久しぶりだったので薬をどこに置いたか忘れて、部屋のあちこちを探しました。

医　師　そうでしたか。それで症状はとれましたか？

患者Ⓐ　はい、よく効きました。落ち着いたので眠れました。
　　　　でもだいぶ前に処方されたニトロでした。
　　　　昨夜は使いましたが、古すぎたんじゃないかと後で心配になりました。

**医　師　ニトロールの有効期限はシートの端に小さく書いてあります。今度よく見てください。
　　　　今日は、新しいものを出しますので古かったら取り換えてください。**

患者Ⓐ　はい、分かりました。狭心症はいつ起きるか

分からないので備えが肝心ですね。

医　師　そうですね。ところで、発作の原因は何ですか？

患者Ⓐ　思い当たることがあります。

実はここのところ家のゴタゴタで大変だったんです。（話が続く）………なんです。

医　師　（聞き終わって）そうですか。大変でしたね。ストレスは心臓によくないですね。

患者Ⓐ　まったくです。病気にならないように気を付けます。

抗血小板剤を内服する

● 入院した患者Ⓑさん

患者Ⓑ　先生、こんにちは。私、入院しました。

医　師　えっ、どうしたのですか？

患者Ⓑ　先月、職場の近くの病院で心臓の治療をしました。

心臓の血管を拡げる手術をしました。退院のときに手紙を渡されました。

医　師　（紹介状を開封して見る）ステントを入れたんですね。

患者Ⓑ　　はい。そして薬も出されました。退院のとき
　　　　　　に血液サラサラの薬が2種類も出ました。

医　　師　　そうですね。今まで当院で処方していた**糖尿
　　　　　　病、高血圧、コレステロールの薬**と、さらに
　　　　　　抗血小板剤が増えましたね。

患者Ⓑ　　こんなにたくさん飲んで大丈夫ですか？
　　　　　　血液をサラサラにする薬はどうしても飲ま
　　　　　　ないといけないですか？

医　　師　　そうですね。**ステントを入れた後は、狭心症
　　　　　　の再発を防ぐために、この薬は必要です。**

患者Ⓑ　　そうですか。それにしても薬が多くて嫌にな
　　　　　　ります。

医　　師　　**がんばってください。今は我慢のしどころで
　　　　　　す。**
　　　　　　再発を防ぐことに専念しましょう。
　　　　　　これを契機に生活習慣を改めましょう。
　　　　　　**これまで以上に本来の病気の治療に励んでく
　　　　　　ださい。**

患者Ⓑ　　分かりました。退院のときに担当の先生にも
　　　　　　同じことをいわれました。
　　　　　　もう入院したくないので、心を入れ替えてが
　　　　　　んばります。

狭心症とは

　狭心症とは、心臓に血液を送る冠動脈が狭くなり、一時的に心臓の筋肉が酸素不足になり胸痛を起こす病気です。狭心症にはいろいろなタイプがあります。不安定狭心症は第3章で述べましたのでここでは安定狭心症について述べます。

狭心症のタイプ

　安定狭心症には、労作時に発作が起きる「労作性狭心症」と、夜間や安静時に発作が起きる「冠攣縮性狭心症」があります。

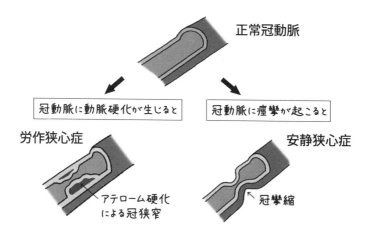

正常冠動脈

冠動脈に動脈硬化が生じると　　冠動脈に痙攣が起こると

労作狭心症　　　　　　　　　　　安静狭心症

アテローム硬化
による冠狭窄

冠攣縮

＜労作性狭心症とは＞

　労作性狭心症は、昼間に、体を動かしたときに胸痛が起きる病気です。動脈硬化で起きる典型的な狭心症です。

　胸痛があっても安静にしていれば数分で自然に発作がおさまります。血管を拡張するニトロールを服用すると早く症状が改善します。

＜冠攣縮性狭心症とは＞

　冠攣縮性狭心症は、夜寝てから早朝の間、つまり体を休めているときに急に胸が痛くなる病気です。

　冠動脈が痙攣を起こして胸が痛みます。痛みで目が覚めます。症状が30分近く続くことがあります。

　労作性狭心症と同様にニトロールが効きます。

狭心症の原因

＜動脈硬化＞

　労作性狭心症は動脈硬化によるものです。

　動脈硬化は高血圧や糖尿病、脂質異常症などで、血

管の内側の壁にコレステロールなどが沈着し血管が狭くなった状態です。

　心臓の筋肉を養う冠動脈が動脈硬化になると、心筋へ流れる血液量が減少します。

　運動などで心筋により多くの酸素が必要になったときに酸欠状態になります。そして胸痛や圧迫感が起きます。

＜血管の痙攣＞

　冠攣縮性狭心症は冠動脈が一時的に痙攣を起こして発症します。

　発作は労作性狭心症と全く反対に、安静時が多いです。

　冠攣縮性狭心症の原因として、喫煙や飲酒、ストレスが関係しているといわれます。発作を誘発することは避けましょう。

狭心症の症状

　狭心症の典型的な症状は、胸の痛みと胸の圧迫感です。胸の痛みは、心臓のあたりだけでなく、左肩や、左腕、顎、歯、背中などに放散することがあります。

　人によっては、胸痛がなく別の部位の痛みで整形外

科や歯科を受診することも少なくないです。

　誤診されることがありますので要注意しましょう。

狭心症の心電図

　労作性狭心症は、発作時に心筋が酸素不足状態になり、心電図でST低下という特徴的な波形が出ます。

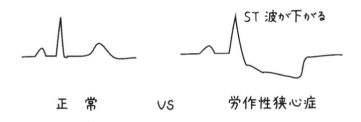

正　常　　　VS　　　労作性狭心症

　一方、冠攣縮性狭心症ではSTが低下する場合と、逆に上昇する場合があります。いずれも発作がおさまると正常化します。

　発作がないときに心電図をとっても異常が出ないので、狭心症と診断できません。ホルター心電図（24時間連続心電図検査）を施行して発作を捉えます。

心臓の検査 (その5) 負荷心電図

発作を誘発して狭心症を診断します。

踏み台昇降テストやトレッドミル検査などの運動負荷心電図検査を行い、運動前後の心電図の波形の変化を見ます。

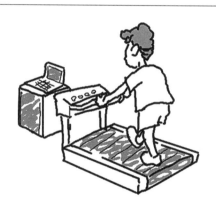

＜冠動脈造影検査＞

必要に応じて冠動脈造影検査を行います。冠動脈を造影しどこの血管が狭窄しているかはっきりさせます。

冠攣縮性狭心症が疑われる場合は冠動脈の収縮をうながすアセチルコリンと呼ばれる薬剤をカテーテルから注入して発作が起きるか調べます。

狭心症の治療

　狭心症は病状が一人ひとり違いますので、治療法も病状に応じて異なります。必要に応じてこのような薬が内科で処方されます。

狭心症の薬物治療

　狭心症が軽い場合は内服薬で治療します。
硝酸剤（しょうさん）、抗血小板剤（こうけっしょうばん）、カルシウム拮抗剤（きっこう）、β遮断剤（ベータしゃだんざい）などの薬が処方されます。

＜硝酸剤＞

　ニトログリセリンが硝酸剤の代表です。ニトログリセリン舌下錠を狭心症の発作が起きたときに服用すると、１〜２分で痛みが軽くなります。

　この錠剤は、ごっくんと飲むのではなく、舌の下に入れて溶かします。すぐに体内に吸収され、血管を拡張させます。

　硝酸剤は狭心症にはよく効きますが、心筋梗塞には効きません。

　硝酸剤の副作用は、血圧低下、動悸、頭痛などです。

硝酸剤は舌下錠だけでなく、スプレーもあります。即効性の硝酸剤だけでなく、ゆっくり効くタイプの飲み薬と張り薬もあります。

一般名	剤形	商品名	用途・メリット等
目的：急性期使用（即効型）			
ニトログリセリン	舌下錠	ニトロペン	胸痛発作時使用
	吸入薬	ミオコールスプレー	
	注　射	ミリスロール	心筋虚血急性期使用 用量調節が容易
二硝酸イソソルビド（ISDN）	注　射	ニトロール	
目的：慢性期スパズム予防、慢性虚血に対しての血行再建までのつなぎ（持続型）			
ニトログリセリン	経皮吸収薬	ニトロダームTTS	1日1回 貼り替え
		バソレーターテープ	
二硝酸イソソルビド（ISDN）	内　服	ニトロールR	1日2回 朝夕服用
		フランドル	
	経皮吸収薬	フランドルテープ	1日1回 貼り替え
一硝酸イソソルビド（ISMN）	内　服	アイトロール	1日2回 朝夕服用

＜抗血小板剤＞

抗血小板剤は血液が血管内で固まらないために出ます。血液サラサラの薬のひとつです。

心筋梗塞の章を参照ください。

＜カルシウム拮抗剤＞

　冠動脈を拡張させるカルシウム拮抗剤は、血管を拡げて血流を改善する狭心症の治療薬です。

　ジヒドロピロジン系とベンゾジアゼピン系のカルシウム拮抗剤があります。

　ジルチアゼムやベラパミルは心筋収縮抑制効果があり狭心症によく使われます。

ジヒドロピリジン系	
一般名	®商品名
ニフェジピン	アダラート アダラートL アダラートCR
アムロジピン	ノルバスク アムロジン アムロジピン
エホニジピン	ランデル
シルニジピン	アテレック
ニカルジピン	ペルジピン ペルジピンLA
ニルバジピン	ニバジール

ジヒドロピリジン系	
一般名	®商品名
ベニジピン	コニール
マニジピン	カルスロット
アゼルニジピン	カルブロック

など

ベンゾチアゼピン系	
一般名	®商品名
ジルチアゼム	ヘルベッサー ヘルベッサーR

など

<β遮断剤>

β遮断剤は心臓の負担をとります。労作性狭心症では使えますが冠攣縮性狭心症では使えないβ遮断剤があります。詳細は心不全の章を参照ください。

狭心症のカテーテル治療

狭心症が内服薬でよくならない場合は経皮的冠動脈インターベンション治療、いわゆる「カテーテル治療」を行います。やり方は心筋梗塞と同じです。

カテーテルを太い動脈に挿入し、動脈の閉塞した所まで進め、バルーンないしステントで血管を拡張します。

バルーン治療は「風船治療」とも呼ばれ、冠動脈の閉塞した部分に、先端に風船を取り付けたビニールチューブをふくらませ、狭窄部位を拡げます。

ステント治療は、金属の網の管を血管内に留置し、血管がまた狭くならないようにします。

薬剤溶出ステントでは、再狭窄を防止する薬剤が塗布されたステントを埋め込みます。現在は薬剤溶出ステントがよく用いられます。

さらに、ロタブレーター治療では、カテーテルの先端に小さなダイヤモンドの粒を装着した丸い金属を高

速に回転させ冠動脈の中の石灰化した部分を削ります。

狭心症のバイパス手術

　冠動脈の狭窄部位に対し、薬剤では効果なく、カテーテル治療の適応でもない場合は、冠動脈バイパス手術が行われます。

　入院日数は一般的に5〜7日です。この手術は、体の他の部位から採取した静脈や動脈を使って、冠動脈の詰まった所の前後を繋ぎます。

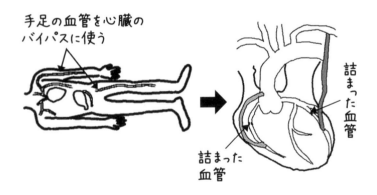

手足の血管を心臓の
バイパスに使う

詰まった血管

詰まった血管

カテーテル治療かバイパス手術か

バイパス手術はカテーテル治療より優れています
が、その人にとって体に負担が少なく適切と思われる
治療法が選ばれます。

バイパス手術では、入院期間は胸を開けて外科手術
を行うため2週間以上必要です。バイパス手術は全身
麻酔で行います。

カテーテル治療でも入院しますが、局所麻酔で行わ
れるため、バイパス手術に比べて体の負担が少ないの
で数日で退院できます。

同じ狭心症の診断でも、病状によって個人差があり
ますので、専門医とよく相談して治療方針が決められ
ます。

一般的には以下の基準があります。

カテーテル治療

- 狭窄の範囲が狭い
- 高齢である
- 体力がない
- 余病がありバイパス手術ができない

バイパス手術

・冠動脈の狭窄している範囲が広い

・年齢が比較的若い

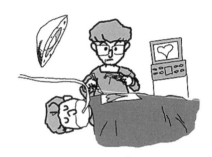

第7章
頻脈性不整脈

胸がドキドキする

● 患者Ⓐさんとの会話

医　師　こんにちは。お元気ですか？

患者Ⓐ　お陰さまで、かわりないです。

医　師　動悸はしませんか？

患者Ⓐ　先生、いまだに外に出たり、人に会ったりすると
　　　　ドキドキします。

医　師　そうですか。同じですか。

患者Ⓐ　でも、少しはましになりました。
　　　　30年前にここに来たときは、にっちもさっ
　　　　ちもいかなかったですが、今は普通に生活で
　　　　きてます。

医　師　お薬が効いているようですね。

患者Ⓐ　はい、出かける前に薬を飲むと気持ちが落ち
　　　　着いて外に出られます。
　　　　今日も1人で歩いてきました。

医　師　よかったです。しばらく見えなかったところ
　　　　をみると、そんなにお薬を飲まずにすんだの
　　　　ですね。

患者Ⓐ　はい。やっと私の特効薬がなくなったので来
　　　　ました。

医　師　まず、血圧を測りましょう。

患者Ⓐ　ドキドキ……。

医　師　血圧はよいですが、脈が 110 もありますね。

患者Ⓐ　やっぱり……。

　　　　私の病気は治りませんね。性分ですね。

　　　　つきあっていくしかないですね（苦笑）。

甲状腺の病気を疑う

● 患者Ⓑさんとの会話

医　師　初めまして。今日はどうしましたか？

患者Ⓑ　動悸がします。運動もしないのにドキドキし
　　　　ます。

医　師　（血圧と脈拍を測定した後で）

　　　　血圧は 120/70mmHg で丁度よいですが、脈
　　　　拍が 1 分間に 105 回で多いですね。

患者Ⓑ　脈が多い？　心臓の病気ですか？

医　師　何ともいえません。まず心電図をとりましょ
　　　　う。

　　　　（心電図をとって診察室に戻る）

　　　　心電図の波形に異常はありませんので、心臓
　　　　の病気ではないです。

ただ脈が速いだけです。

患者Ⓑ　どうして脈が速いのですか？

医　師　緊張しても頻脈になりますが、病気が隠れて
いることがあります。
最近、体重は減っていませんか？

患者Ⓑ　実は、最近、急に痩せて家族が心配していま
す。

医　師　甲状腺が悪いのかもしれませんね。

患者Ⓑ　どういう意味ですか？

医　師　甲状腺ホルモンが多いと脈が速くなります。
バセドウ病の疑いがあります。
今日、血液をとって検査しましょう。

患者Ⓑ　はい、お願いします。

医　師　結果は２、３日で分かります。
今日はとりあえず脈を落ち着かせる薬を出し
ます。
（その後、結果はやはり甲状腺機能亢進症だっ
た）

頻脈性不整脈とは

　電気を作る発電所の役割をしている所を洞結節と呼びます。これは右心房にあります。洞結節から安静時に1分間に約60～90回の電気信号が発信されます。

　電気信号は、まず心房に伝わります。そこから、心房と心室の間の房室結節に伝わります。そして心室に伝わり、心臓の筋肉が収縮します。

　その電気信号が早く送られるのを頻脈、遅くなるのを徐脈と呼びます。まず頻脈について解説します。ひとくちに頻脈といってもその種類はいろいろです。問題のない軽いものから死に至る重症なものがあります。

1分間の脈拍数

200 以上

↑

150

↑

100

↑

50

意識がなくなる

苦しい

動悸がする

洞性頻脈

洞性頻脈は正常より脈が速くなる状態です。安静時の心拍数は1分間に60〜90回ですが、心拍数が100回以上を越したものを頻脈と呼びます。

症状がない場合もありますが、ドッドッド……と脈が大きく速く打って動悸を感じることがあります。

動悸がすると苦しいだけでなく、見動きがとれなくなったり、不安にもなります。

＜洞性頻脈の診断＞

洞性頻脈では、心電図の波形はまったく正常で、脈拍数が多いだけです。

洞性頻脈は時間が経つと自然におさまります。

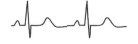

正　常

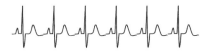

洞性頻脈では、脈拍は多いが形が普通

＜洞性頻脈の原因＞

　健康人でも、緊張したときや運動したときには頻脈になります。

　心臓は交感神経と副交感神経がバランスをとってコントロールされていますが、ストレスなどで交感神経が優位になると、心拍数が増えます。

　このような生理的なものだけでなく、病気で洞性頻脈が起きることがあります。

　例えば貧血になると体のすみずみに酸素がいきわたらなくなるので酸素を補うために心臓が早く打ちます。

　また甲状腺機能亢進症になると甲状腺ホルモンが過剰に分泌されて頻脈になります。

　頻脈の症状が長く続く場合は病院を受診し原因を調べてもらいましょう。

＜洞性頻脈の治療＞

　洞性頻脈は基本的には無害です。放置しても命に別状ありません。

　自覚症状が強いときにだけ薬を処方します。動悸を沈める薬を必要に応じて頓服で使います。不安感が強い場合は精神安定剤を使うこともあります。

発作性上室頻拍

発作性上室頻拍は、突然起こり突然おさまる動悸の発作です。普段は心臓は正常に働いていますので無症状です。発作が起きたときだけ動悸や息切れなどの症状が出ます。

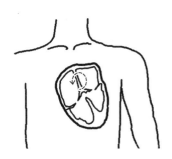

＜発作性上室頻拍の原因＞

「上室」とは心室以外の場所のことで、心房や洞結節や房室結節や副伝導路に不整脈を起こす電気回路があって頻脈を起こします。

例えばWPW症候群などが原因でこの発作が起きます。

WPW症候群（Wolff-Parkinson-White ウォルフ・パーキンソン・ホワイト症候群）は、症例を報告した医師の名前に由来します。

学校の心臓検診で0.1％発見されるといわれます。

この心臓病は、心房と心室の間にケント束と呼ばれる副伝導路があるため、心房と心室の間を電気の興奮

がくるくると回ってしまいます。

　これにより発作性上室頻拍が起き、1分間に150回以上の頻脈になります。

＜発作性上室頻拍の心電図＞

　発作性上室頻拍では、発作がないときの心電図は正常です。発作を起こしたときには、脈拍が1分間に150〜200回に増えます。

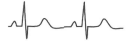

普段は正常なのに

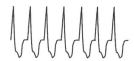

発作を起こしたときは、
脈がすごく速い

＜発作性上室頻拍の治療＞

・発作が軽いときは、息をこらえたり冷たい水で顔を洗ったりして症状を止めます。迷走神経刺激といいます。

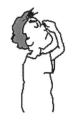

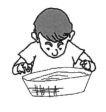

- おさまらない場合は、薬を内服したり、病院で点滴します。
- 血圧が下がったり意識がなくなるようなら電気ショックです。
- 発作がよく起きる場合にはカテーテルによるアブレーション治療が必要です。

心房粗動
しんぼうそどう

　心房粗動は、心房の中で電気信号がグルグル回って起きる不整脈です。

　1分間に 250 〜 320 回くらいの興奮が起きますが、その電気信号が下に伝わったり伝わらなかったりするので、心拍数は早かったり普通だったりします。

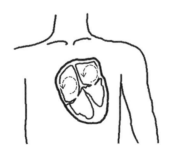

＜心房粗動の心電図＞

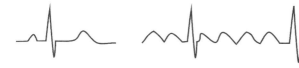

　　　正　　常　　　　　心房粗動では、鋸の刃のようなギザ
　　　　　　　　　　　　　ギザの波形

＜心房粗動の症状＞

　心房粗動の症状はいろいろです。無症状のこともありますが、典型的な症状は動悸です。

　房室結節が伝導しやすいか、伝導しにくいかで症状が違います。

　もし、1分間に240回の信号のすべてが房室結節を伝導して下に伝わると、心拍数が異常に早くなり、心臓がまともに収縮しなくなり、血圧が低下し、意識を失います。

＜心房粗動の原因＞

　心房中隔欠損症（先天的な病気）や心臓弁膜症などの手術を受けた人に後遺症として起こります。

　手術時に右心房を切開するため、その切開線の周りを旋回するように心房粗動があらわれます。

また心筋梗塞の合併症として心房粗動になることもあります。

＜心房粗動の治療＞

心房粗動の治療は、緊急時は除細動器で電気ショックを行います。

心房粗動の根治療法はアブレーション治療です。

心房粗動と診断された場合には、症状がなくても突然死のリスクを避けるためにカテーテル・アブレーションをします。

心房細動

心房細動は心房が1分間に300〜400回小刻みに痙攣する病気です。不整脈の中でも最も頻度の高い病気です。

最近、心房細動の人が増えました。循環器専門病院で治療を受けた後、病状が安定するとクリニックで管理することが一般的になりました。

心房細動については、次章で詳しく説明します。

→ 第8章　心房細動をご参照ください。

心室頻拍

　心室頻拍は、左心室が勝手に早く拍動してしまう状態のことで、動悸や息切れなどの症状が起きます。

　心室頻拍が重症な場合は意識を失うことがありますので、危険な不整脈です。

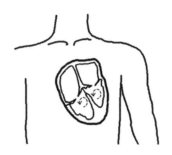

＜心室頻拍の原因＞

　心室頻拍は、狭心症や心筋梗塞、心筋症、弁膜症などの心臓の病気が原因のことが多いです。まれに健康な人でも突然起こることがあります。

　睡眠不足、疲労、ストレスなどが原因のこともあります。

＜心室頻拍の心電図＞

　心室頻拍では、心電図はＲ－Ｒ間隔がほぼ一定な幅

の広い QRS 波が連続します。この心電図では、心臓は空打ちしている状態で、とても危険です。

　心室頻拍から心室細動になり突然死することもあります。

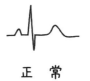

正　　常

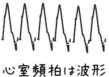

心室頻拍は波形が独特です

＜心室頻拍の治療＞

　緊急処置が必要です。外で倒れている人を見たら AED を使い電気的除細動をしましょう。すぐ専門医を受診させてください。

　根治療法としてカテーテルアブレーションが必要なことがあります。

　また、自動的に電気ショックが行われる植込型除細動器も検討します。

心室細動

心室細動は、心室が不規則に痙攣して血液を送り出せない状態です。

数分以内に死亡する危険な不整脈です。

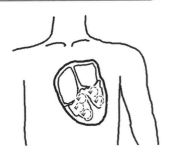

＜心室細動の症状＞

心室細動の症状は、突然の意識消失、全身の痙攣です。

＜心室細動の原因＞

心室細動の原因は、心筋梗塞、重症の心筋症、ブルガダ症候群、QT 延長症候群などです。

急性心筋梗塞で心房細動を起こし急死することがあります。また、若者でスポーツ中に突然死することもあります。

＜心室細動の心電図＞

心室細動では、心室がバラバラに動いているために、心電図をとると基線が不規則に揺れています。

心電図の脈拍は 1 分間に 150 〜 300 回ですが、心臓は停止しています。5 〜 15 秒で意識消失、3 〜 5 分で脳死します。

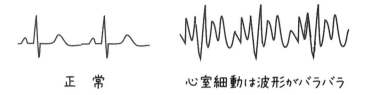

正　常　　　　　心室細動は波形がバラバラ

＜心室細動の治療＞

心室細動なら、迷わず、すぐ心臓マッサージと人工呼吸をしてください。

そして体外式電気的除細動 AED を使い、同時に救急車を呼んでください！

一刻を争います。病院で救命処置を行います。

＜救命後＞

突然死予防のために必要に応じて除細動器を体内に植込みます。さらに最近は、重症心不全になった場合に両心室ペーシング機能付き植込み型除細動器というものもできました。

まだ行える施設は限られていますが、この分野は着実に進歩しています。

植込み型除細動器とは

　植込み型除細動器は心室頻拍や心室細動などの生死にかかわる重症の不整脈の治療で使われます。

　ペースメーカーより大きく、重さ70gです。植込み型除細動器は心拍数が一定以上に増えると、機械が自動的に作動し瞬時に発作を抑えます。

＜植込み手術＞

　除細動器の植込み手術のやり方はペースメーカーとほぼ同じです。入院して行います。局所麻酔をします。

　植込み型除細動器の本体はペースメーカーよりも大きいため、切開の傷が少し大きくなります。1週間ほどの入院です。抜糸して退院します。

リード線　　　本体

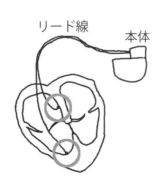

＜手術の後で＞

植込み術後は、携帯電話は 15cm 以上離したり、電気機器や強い磁石のついたものに近づいてはいけません。

これまで MRI 検査はできませんでしたが、最近は MRI 対応の植込み型除細動器もあります。

どちらの機種が植込まれたか担当医に確認してください。

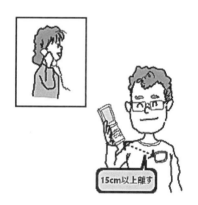

15cm以上離す

第8章 心房細動
しんぼうさいどう

アブレーション治療

● 患者Ⓐさんとの会話

患者Ⓐ　先生、こんにちは。入院のときはお世話になりました。

昨日退院してきました。向こうの先生からお返事をいただいたので、さっそく持ってきました。

医　師　退院おめでとうございます。

治療が無事に終えてよかったですね。

（手紙を読んで）手術の最中に心房細動が誘発されたのですね。

患者Ⓐ　どういう意味ですか？

医　師　「肺静脈隔離術（はいじょうみゃくかくりじゅつ）」という普通のアブレーションに加え、下大静脈（かだいじょうみゃく）と三尖弁の間も焼灼（しょうしゃく）したようですね。

患者Ⓐ　え？　……意味がよく分かりません。

医　師　分かりやすくいえば、普通の場所以外にもう1ヶ所焼いたようです。

患者Ⓐ　といわれても、……それは大変なことなのですか？

医　師　文面から察するに先生方は苦労されたよう

です。

一律に焼いて終わりではなく、術中に発見された部位も丁寧に焼いてくださったようです。

患者Ⓐ　そうなんですか。先生、そもそも心房細動ってよく分かりません。

私と同じ病気の人がいるのですか？

医　師　はい、最近増えてきました。

心房細動は、70歳代で男性３％、女性１％、80歳代以上では男性４％、女性２％です。

患者Ⓐ　え、そんなに？　このクリニックにもいますか？

医　師　はい、当院でも心房細動の患者さんはとても多いです。

患者Ⓐ　そうですか。

術後の再発を心配

● 患者Ⓑさんとの会話

患者Ⓑ　昨晩、動悸がしたので頓服をひとつ飲みました。

医　師　それで動悸はおさまりましたか？

患者Ⓑ　はい。すぐおさまりました。

その後なんとか寝ましたが、夜中の発作なので、病院がやっていない時間なので不安でした。

医　師　Bさんは昨年大学病院に入院して、アブレーションで治療をしましたよね。

成功したと聞きましたが、……。

患者Ⓑ　はい、お陰さまで心房細動は治りました。

でも、せっかくカテーテルしたのに昨日のように動悸がするとまた再発したのではないかと心配になりました。

医　師　アブレーションの成功率は70％前後と聞いています。

患者Ⓑ　主治医から100％ではないことは聞いていましたが、何かあると病気の再発に結びつけてしまいます。

医　師　発作がしょっちゅう起きるのであれば、また
　　　　大学病院へ行ってもらいます。
　　　　とりあえず薬で様子を見ましょう。

患者Ⓑ　分かりました。でもクリニックがお休みのと
　　　　きは心配です。

医　師　手術したところでは、夜間でも休日でも紹介
　　　　状なしで術後の経過をフォローしてくれます
　　　　ので、電話して行ってください。

患者Ⓑ　そうですか。それを聞いて安心しました。

医　師　あまり心配しないほうがいいですよ。
　　　　心臓のことはあまり考えないで、好きなこと
　　　　をしてください。

患者Ⓑ　そうですね。

心房細動とは

　心房細動は頻脈性不整脈のひとつです。正常な心臓では、1分間に約60〜90回の電気信号が発生しています。

　しかし、心房細動になると、心房に1分間に300〜600回の電気信号が発生し、心房が痙攣するように小刻みに震えるようになります。

＜電気の発生する場所が違う＞

　正常な心臓の電気の発生場所は洞結節です。しかし心房細動では肺静脈から電気が発生されます。

　電線の役割をしている心房の筋肉が傷んでいると、心房の中を電気がぐるぐると旋回するようになります。

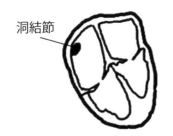

洞結節

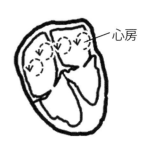

心房

＜心房細動の増加＞

心房細動の人は、欧米では 10 人に 1 人といわれています。

日本では 1980 年の時点では全国でわずか 40 万人でした。しかし年々増加し、現在は 100 万人以上といわれています。

心房細動は加齢とともに増加し高齢者の 5％、つまり 20 人に 1 人の割合で起きます。決して珍しくない病気となりました。

＜心房細動のタイプ＞

心房細動には、時々発作が起こる「発作性心房細動」と、心房細動の状態がずっと続く「持続性心房細動」があります。

発作性心房細動は自覚症状があります。そのため病院を早く受診し、診断を早く受けられます。

一方、持続性心房細動は無症状なことが多く、見逃されることが多いです。検診などで発見されることも少なくないです。

＜心房細動の原因＞

心房細動は加齢が一番の原因といわれています。心

房細動は心房の筋肉の老化現象と考えられています。

　その他に、心臓そのものの病気であったり、多量に飲酒する人にも多いです。

　心臓そのものが原因であれば、まずその病気を治療します。

　肥満、高血圧、糖尿病などの生活習慣病が原因であれば、生活を見直します。

　最近は夜間無呼吸症候群や慢性腎臓病も関係するといわれています。人によって原因が異なるので治療もいろいろです。

＜心房細動の症状＞

　心房細動では狭心症のような胸の痛みはありません。心房細動の典型的な症状は、動悸と息苦しさです。

　脈が飛ぶ、どきどきする、などの訴えが多いです。その他に、ふらつき、立ちくらみ、疲れやすい、など

の漠然とした症状もあります。

　心房細動の症状は人によって違います。病状が軽くて、全く気づかないことも少なくないです。

　その一方で、脈が遅くなり失神することがあります。個人差が大きいので注意しましょう。

＜心房細動の診断＞

　心房細動は心電図で診断できます。心電図の波形が心房細動に独特な波形であれば心房細動と診断されます。

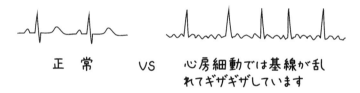

正　常　　VS　　心房細動では基線が乱れてギザギザしています

＜心房細動の合併症＞

　心房細動を放置すると脳塞栓（のうそくせん）になる可能性があります。心臓から脳に血栓が飛び、脳の血管が詰まり、手足の麻痺や言語障害などの後遺症が残ります。

心房細動を放置すると　➡　脳梗塞（脳塞栓）（のうそくせん）

脳梗塞の症状は……

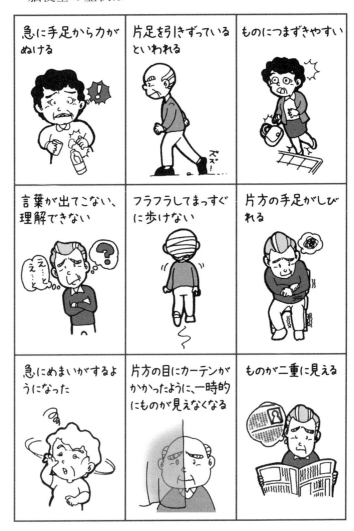

また、心房細動から心不全になることもあります。心房細動が長く続き、息切れやむくみなどの症状が出てから心不全に気づくことがあります。

＜心房細動の治療＞

　心房細動の原因となる疾患がある場合は、まずその治療を行います。

　発作が一過性で、明らかな原因がなく、症状も軽い場合は様子を見ることもありますが、糖尿病や高血圧などの基礎疾患を持っている場合が多く、抗凝固剤を開始することが多いです。

　長い間、心房細動をもとから治す方法はありませんでした。最近はカテーテルによるアブレーション治療が根治療法であり、多くの患者さんに行われるようになりました。

　特に発作性心房細動には有効で、アブレーションが第一選択となりました。

カテーテルアブレーション治療

　アブレーション治療は「心筋焼灼術（しんきんしょうしゃく）」のことです。異常な電気が発生する所にカテーテルの先端を押し付けて電気を流します。

　つまり軽い火傷をさせて異常な伝導路を断ち切ります。カテーテルを足の付け根の血管から挿入し異常な伝導路を焼きます。

　心房細動では、肺静脈の周囲の筋肉をリング状に焼きます。手術は局所麻酔で行います。4、5日間の入院が必要です。

　高周波カテーテルアブレーションは、先端に金属の電極を付けたカテーテルを用いて、1ヶ所数10秒間ずつ4〜8mm程度の心筋を高周波で焼きます。

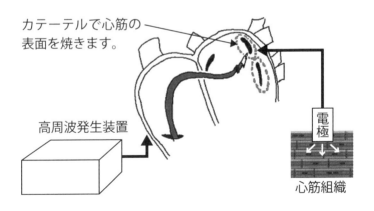

カテーテルで心筋の
表面を焼きます。

高周波発生装置

電極

心筋組織

＜アブレーション治療の種類＞

アブレーション治療には、上記の高周波カテーテルアブレーションの他に、クライオ・バルーン・アブレーション、ホット・バルーン・アブレーション、レーザー・アブレーションがあります。

クライオ・バルーン・アブレーション

バルーンにより肺静脈の入口を閉じ、そこをいっきに焼く方法です。

まず風船を膨らませます。マイナス 40 ～ 60℃程度に冷却し、接触している心筋を凍らせます。

この方法は伝導路がしっかり焼けて再発する確率が低いのが利点ですが、心臓の形や病状によってはできない場合もあります。まだその設備がない病院もあります。

ホット・バルーン・アブレーション

肺静脈の入口にバルーンを膨らませて接触させ、熱伝導により加熱し心筋を焼きます。

上記のクライオ・バルーン・アブレーションと同じ原理ですが、クライオとは違い、バルーンのサイズを変えられ、いろいろな心臓の形に対応で

きる点が優れています。

赤外線レーザーで肺静脈の入り口を焼く方法です。カテーテル先端のバルーンを広げて肺静脈の入口に密着させ、バルーン内に入れた内視鏡で焼く部分を見ながら治療します。最も新しい治療法です。

＜アブレーションの効果＞

発作性の心房細動であれば、アブレーションだけで治ることが多いです。

根治率は90％といわれています。しかし慢性の心房細動は発作性にくらべ成功率はやや落ちます。

＜心房細動の内服薬＞

・血圧を上げない

血圧を常に正常に保ちましょう。降圧薬は、その人に合わせて十分に血圧を下げる薬が処方されます。

・脈の乱れを正す

緊張や興奮に関わる交感神経が心臓を活発に動かし

ます。脈が速い場合には、緊張をしずめて心拍数をおさえる薬が処方されます。

・抗凝固剤

　心房細動の人が必ず脳塞栓になるわけではないですが、加齢や高血圧、糖尿病などの危険因子をもっている人は脳塞栓になりやすいです。

　心房の中で血液がうっ滞して血栓を作らないために、血液をサラサラにする抗凝固剤を処方します。

　抗凝固剤には昔からよく使われているワルファリンと、最近よく使われる「直接経口抗凝固剤」があります。

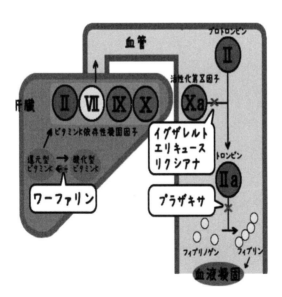

ワルファリン

　ビタミンKが関与する血液凝固因子の産生を抑え、抗凝固作用を発揮します。直接経口抗凝固剤に比べると安価です。

　ワルファリンはその効果を見るため定期的な採血が必要です。またワルファリンを飲んでいる人はビタミンKを多く含む食品（納豆、青汁）などを摂ってはいけません。

直接経口抗凝固剤

　直接経口抗凝固剤には、以下の4種類があります。効果はほとんど同じですが、それぞれの薬は1日の服用回数や適応などに若干の違いがあります。

プラザキサ

　一般名ダビガトラン。1回150mg、1日2回で服用する。カプセルです。腎機能低下、70歳上の人、消化管出血の既往がある人では1日110mgに減量します。

イグザレルト

　一般名リバーロキサバン。15mg を 1 日 1 回で服用します。腎機能低下で 1 日 10mg に減量します。錠剤、OD 錠の他にシロップと細粒があります。小児も適応があります。

エリキュース

　一般名アピキサバン。5mg を 1 日 2 回で服用します。腎機能低下、80 歳以上、体重 60kg 以下で 2.5mg に減量します。

リクシアナ

　一般名エドキサバン。60mg を 1 日 1 回服用します。

　腎機能低下、体重 60kg 以下で 1 日 30mg に減量します。また、80 歳以上、出血素因、45kg以下の低体重などで 1 日 15mg に減量します。

　錠剤の他に口腔内溶解錠があります。

　どの直接経口抗凝固剤を選択するかは、その人の病状と各製剤のメリットとデメリットを考慮し決まります。注意しなければならないのは腎機能です。

腎機能が低下するといずれの直接経口抗凝固剤も減量するか中止します。主治医とよく相談して決めてください。

第9章
徐脈性不整脈

ペースメーカー植込み

● ペースメーカー植込み手術を受けた患者さん

患　者　先生、こんにちは。

医　師　こんにちは。お変わりありませんか？

患　者　はい、おかげさまで元気です。

医　師　ペースメーカーの調子はいかがですか？

患　者　機械を入れたところが盛り上がって、服を着
　　　　たり脱いだりするとぶつかって外れるんじゃ
　　　　あないかと心配です。

**医　師　慣れるまでは違和感があるかもしれません
　　　　ね。
　　　　あまり気にしないほうがいいと思います。**

患　者　でも先生、どうしても胸に手がいってしまう
　　　　のです。
　　　　こんな機械を体に入れている人が他にもいる
　　　　のですか？

**医　師　はい、少なくないです。全国で約4万人以上
　　　　の患者さんがペースメーカーをしています。**

患　者　ええ、そんなにいるのですか。知らなかった。
　　　　このクリニックでもペースメーカーの人がい
　　　　るんですか？

医　師　はい、ここでも6、7人いらっしゃいます。

20年前は1人でしたが、最近は増えてきました。

ところで、そろそろ機械の点検の時期ですか？

患　者　はい、この間大学病院へ行ってきました。

医　師　何といわれましたか？

患　者　おかげさまで順調といわれました。

医　師　よかったですね。

患　者　半年に1回点検に来るようにいわれました。

徐脈性不整脈とは

　何らかの原因で脈拍が遅くなる状態を徐脈といいます。徐脈になると、心臓は酸素を体中に行き渡らせることができません。このため、めまいや息切れを起こします。

　徐脈といってもいろいろなタイプがあります。電気信号が作られて送られる流れに沿って、洞不全症候群、房室ブロック、脚ブロックの順に説明します。

洞不全症候群

　正常の心臓では、洞結節で1分間に60～90回の電気を作り心臓全体に送っていますが、その洞結節が何らかの異常によって電気を送ることができなくなった状態を「洞不全症候群」といいます。

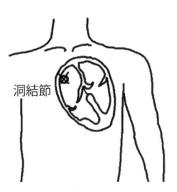

洞結節

洞結節がゆっくり働く

＜洞不全症候群の症状＞

　洞不全症候群の症状はいろいろです。無症状の場合もあります。例えば「スポーツ心臓」という名前を聞いたことがありますか？

　激しいスポーツを長期間すると心臓がゆっくり動くようになります。脈拍が1分間に40〜50の人も少なくないです。徐脈に慣れて症状を起こさないです。かえって元気な人が多いです。

　しかし、スポーツマンでない一般の人には、脈が極端に遅くなると、脳に血液が回らず、めまいやふらつきが起きます。

　洞不全症候群は、症状が軽い「洞性徐脈」から、ごく稀ですが重症の「洞停止」のような例まであります。

＜洞性徐脈の心電図＞

　洞性徐脈では、心電図をとると波形は正常です。脈が1分間に50以下です。軽症の場合は無症状です。治療は必要とせず経過観察でよいです。

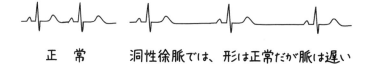

正　常　　　　　洞性徐脈では、形は正常だが脈は遅い

＜洞性徐脈の原因＞

　洞性徐脈の原因はひとつではありません。最も多い原因は加齢です。加齢に伴い洞結節の機能が低下し、洞不全症候群になることが少なくないです。つまり年をとると脈はゆっくりになります。

　虚血性心疾患などの心臓の病気や甲状腺の病気などが原因のことがあります。また、飲んでいる薬が原因で脈が遅くなっている場合もあります。

抗不整脈剤、β遮断剤、ジギタリス製剤などの強心薬を服用している人は注意しましょう。

加齢

スポーツ　　徐脈　　甲状腺の病気

心臓病の病気　　飲み薬

＜洞性徐脈の治療＞

　洞性徐脈は、程度が軽くて症状がなければ経過観察です。治療を必要としません。

　もし薬剤によって一時的に洞性徐脈が生じた場合は、その薬を中止します。

房室ブロック

　房室結節の機能が落ちて電気信号が心房から心室に伝わらないと、「房室ブロック」が起きます。

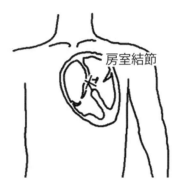

房室結節

房室結節の異常です

＜房室ブロックの症状＞

　房室ブロックでは脈が遅くなり、脈の打ち方が不規則になります。

　房室ブロックが軽ければ無症状ですが、重症になると失神したり、心不全になったりします。

＜房室ブロックのタイプ＞

　房室ブロックは重症度で以下の３タイプに分類されます。

- ・１度房室ブロック：心房から心室に電気信号が伝わるまでの時間が延長しているもの。
- ・２度房室ブロック：心房の電気信号がときに心室に伝わらなくなるもの。軽症のウェンケバッハ型と重症のモビッツ型がある。
- ・３度房室ブロック（完全房室ブロックとも呼びます）：心房で発生した電気信号が全く心室に伝わらないもの。

＜房室ブロックの原因＞

　房室ブロックは心筋梗塞などの虚血性心疾患や甲状腺の病気、薬の影響、心臓の術後などいろいろな原因で起きます。

＜房室ブロックの治療＞

　根本的に房室ブロックを治す飲み薬はありません。房室ブロックはそのタイプによって治療方法が違います。

- 1度、2度のウェンケバッハ型　⇒　重大な症状や合併症が見られない限り様子を見ていく。
- 2度のモビッツ型　⇒　症状があればペースメーカー植込み。
- 完全房室ブロック　⇒　ペースメーカー植込み。

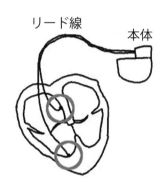

リード線　　本体

ペースメーカー植込み

　脈が1分間に40回以下になったら、ペースメーカーを植込みます。ペースメーカーは電気信号を発信させる装置で、正しいリズムで心臓を拍動させます。

　徐脈で体に血液が回らなくなった状態がこの機械によって改善されます。重さは20g程度です。

　ペースメーカー本体に電気回路と電池が内蔵されています。

＜手術のやり方＞

　まず入院します。局所麻酔をします。

　鎖骨の下の皮膚を数センチ切り、ペースメーカー本体をおめるポケットを作ります。

　ペースメーカー本体とリード線を接続します。最後に皮膚を縫い合わせます。手術時間はおよそ１〜２時間です。

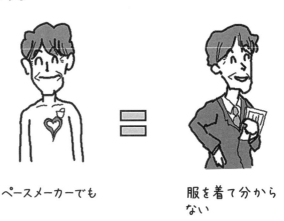

ペースメーカーでも　　　服を着て分からない

＜定期点検＞

　退院後は、ペースメーカーの作動状況を調べるために６ヶ月ごとにペースメーカー外来を受診します。

　個人差がありますが、手術後６年程度でペースメーカーの電池が消耗するため本体部分を交換します。

＜日常生活＞

　ペースメーカーを植込んだ人は電磁波の出る携帯電話や電気機器に注意します。携帯電話は15cm離せば使えます。電気カミソリ、テレビ、ドライヤー、電子レンジなどは離れて使ってください。

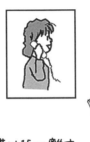
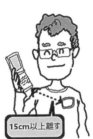

携帯は15cm離す

15cm以上離す

電磁波の出る電気製品の例

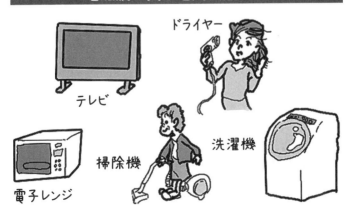

ドライヤー

テレビ

洗濯機

掃除機

電子レンジ

他にも気を付けることがいくつかあります。

　ペースメーカーの手術のときに担当医から説明を受けてください。

　ルールを守れば日常生活は普通に送れます。

脚ブロック

　洞結節、洞房結節から伝えられた電気信号は、ヒス束という所を経由して心室全体に電気が伝わります。何らかの原因で右心室や左心室に電気が伝わりにくいことがあります。

　この状態を「脚ブロック」といいます。脚ブロックには右脚ブロックと左脚ブロックがあります。名前は似ていますが特徴は違います。

＜右脚ブロック＞

　左右に分かれた電線のうち、右側を走る電線を右脚といいます。右脚ブロックは、右の電気の流れが悪い状態です。

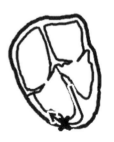

右脚が悪い

＜右脚ブロックの心電図＞

　右脚ブロックの心電図は独特な波形です。QRS波が大きくV1誘導でRSR'という形をとります。V6誘導ではQRSという波形になります。

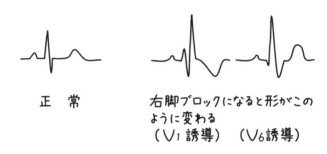

正　常

右脚ブロックになると形がこのように変わる
（V₁誘導）　（V₆誘導）

＜右脚ブロックの治療＞

　右脚ブロックは無害で無症状なので、基本的には何もしなくてよいです。右脚ブロックの人は多いです。

　検診で指摘されることが多いですが、精密検査を必要としません。経過観察となります。

＜左脚ブロック＞

　左右に分かれた電線のうち、左側を走る電線を左脚といいます。左脚ブロックは左側の電線の流れが悪くなった状態です。

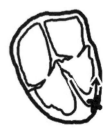

左脚が悪い

＜左脚ブロックの心電図＞

　左脚ブロックの心電図はこのようです。右脚ブロックと波形が全く違います。

　V1誘導でQSパターンという独特の波形になります。V6誘導では、Q波がなく、QRS波の先端が割れて、T波が下向きになります。

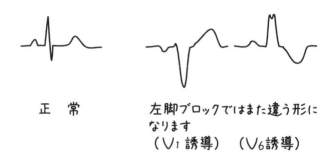

正　常　　　左脚ブロックではまた違う形になります
（V1誘導）　（V6誘導）

＜左脚ブロックの原因＞

　左脚ブロックでは心筋梗塞、心筋症、高血圧症などの心筋障害が原因になります。

　左脚ブロックを指摘されたら無症状でも放置してはいけません。精査して原因をはっきりさせましょう。

＜左脚ブロックの治療＞

　左脚ブロックそのものを治療するのではなく、その原因になっている心臓病を治療します。徐脈が高度で

あればペースメーカーの植込みも検討します。

右脚ブロックと左脚ブロックの違い

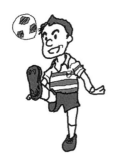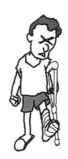

右足（脚）ブロックは軽いが、左足（脚）ブロックは心臓の病気が隠れていることがある

＜まとめ＞

このように不整脈といってもいろいろです。

検診などで不整脈を指摘されたら、自分の不整脈はどのタイプか診断してもらいましょう。

経過観察だけでよいか、専門にかかって治療を受けたほうがよいか判断してもらうことが肝心です。

第10章
期外収縮
（きがいしゅうしゅく）

無害な不整脈

● 健診で心電図に異常があるといわれた患者さん

患　者　先生、たいへんです！

健診で心電図に異常があるといわれました。

私は心臓が悪いんだ。

もう長くないんだ……。

医　師　あわてないでください。その結果を見せてく

ださい。

（健診の結果を見る）心室性期外収縮《しんしつせいきがいしゅうしゅく》と書い

てあります。

これは、健診でよく指摘される不整脈のひと

つです。

ほとんど場合が無害で心配ないです。

患　者　なーんだ。驚いたけど、それならよかった。

でも、嫌ですね。その不整脈は何ですか？

医　師　心室性期外収縮は健康な人にも出る不整脈

で、回数が少なければ放置してよいもので

す。

患　者　原因は何ですか？

医　師　疲れやストレスが引き金になります。基本的

には薬は必要ないです。

患　者　もしその不整脈の回数が多かったら、どうなんですか？

医　師　原因をはっきりさせて治療することになります。
　　　　心臓の病気が隠れていれば、治療の対象になります。

患　者　病気か病気でないかどう見分けるのですか？

医　師　この結果だけでは分かりませんので、心電図をもう一度とりましょう。（心電図をとり波形をよく見る）

患　者　どうですか？

医　師　確かに期外収縮は出ていますね。
　　　　１枚の心電図では何ともいえません。
　　　　24時間心電図をしてよく見ましょう。

患　者　ぜひとも、お願いします。

期外収縮とは

　日常最もよく遭遇する不整脈が、一過性に脈が乱れる「期外収縮」です。

　この期外収縮を起こす人は少なくないです。

　自覚症状がないのに、健診などで「心電図異常」といわれて驚いて病院を受診することがよくあります。

　しかし、期外収縮は無害なことが多く、普通は治療の対象になりません。

＜期外収縮のタイプ＞

　正常の心臓では洞結節で電気信号が発生しますが、この期外収縮は、洞結節以外の場所から電気が発生します。

　期外収縮は２種類あります。心房で起きるものを心房性期外収縮、心室で起きるのを心室性期外収縮と呼びます。

心房性期外収縮

　心房性期外収縮は無症状の人が多く、気が付かないことがあります。しかし、連続して出た場合は、めまいや動悸がすることがあります。心房性期外収縮は自然におさまることが多いです。

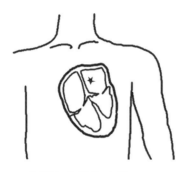

心房から発生する

＜心房性期外収縮の心電図＞

　普通の信号より早くＰ波が出るのが特徴です。心房性の方はQRS波が正常のQRS波と同じなので目立たないです。

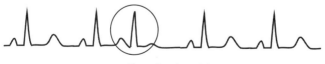

心房性期外収縮

＜心房性期外収縮の治療＞

　心房性期外収縮は、原則的には何もしないです。経過観察となります。

　自覚症状が強い場合、あるいは基礎疾患となる心臓病を疑う場合は精密検査が必要です。

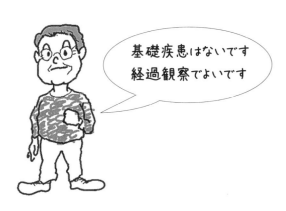

基礎疾患はないです
経過観察でよいです

心室性期外収縮

　心室性期外収縮は気が付かないこともありますが、脈が途切れる、どくどくするなどの自覚症がある場合もあります。

　心室性期外収縮は心房性期外収縮と同様、基本的には一過性で無害です。

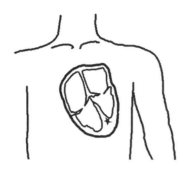

心室から発生する

＜心室性期外収縮といわれたら＞

　心臓の病気がなく症状もなければ、心室性期外収縮は治療の必要がありません。

　原則として、薬を使わず様子を見ます。

　定期的に心電図をとり、変化がないことを確認します。

　まず、生活を見直しましょう。タバコを吸っている人はすぐやめましょう。

　また、疲れていないか、ストレスがないか、アルコールが多くないか検討しましょう。

　コーヒーの飲みすぎもよくないです。刺激物を摂らないようにしましょう。

＜心室性期外収縮の治療＞

　狭心症、心筋梗塞、心筋症などの心臓病があったら、もとの心臓病の治療をします。

　期外収縮が頻回に起きる場合は、アブレーションによる根治治療が勧められます。

　アブレーション治療については第8章に詳しく述べましたので参照ください。

```
                    ↗ 軽症である  ➡ 経過観察
心室性期外収縮 ➡  回数が多い  ➡ 精密検査
                    ↘ 必要あればカテーテル治療
```

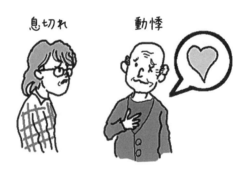

息切れ　　　動悸

症状が強かったり基礎疾患があれば治療する

＜心室性期外収縮の心電図＞

　心室性期外収縮の心電図は、前述の心房性期外収縮と全然違います。

　心室性の方はＰ波がなくQRS波が大きく、素人目にもいかにも不整脈という感じです。

　心電図は受診時の安静心電図１枚より、24時間モニターのほうが正確です。

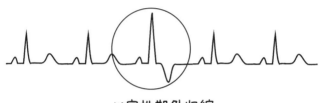

心室性期外収縮

心臓の検査（その6）ホルター心電図検査

　ホルター心電図（24時間連続心電図）検査を施行すると不整脈の状況がよく分かります。

　１日を通して、不整脈の発作回数が多いか少ないか、散発か連発か、波形がどうか、など詳細に調べられます。波形を見て危険性がある場合には治療の対象になります。

ホルター（24時間）心電図検査

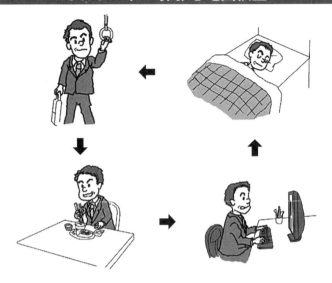

第11章 特殊な不整脈

急に倒れた知人

● 突然死を心配される患者さん

患　者　知人で元気だったのに急に倒れて亡くなった
　　　　人がいます。

医　師　突然死ですね。原因は何でしたか？

患　者　分からなかったようです。
　　　　若いのに急死するなんて信じられないです。
　　　　ポックリ病です。
　　　　……それでちょっと相談があります。

医　師　なんでしょうか？

患　者　「ブルガダ」という変な名前の病気です。
　　　　親戚の人にそう診断されている人がいます。
　　　　インターネットを見て、その病気は突然死と
　　　　関係あるらしいです。

医　師　それは珍しい心臓の病気です。
**　　　　健診で指摘されて相談にみえる方が時々い**
**　　　　らっしゃいます。**
**　　　　どなたも聞いたことがない病名なのでびっく**
**　　　　りされます。**

患　者　ネットに、「遺伝する」と書いてあったので
　　　　よけい心配です。

医　師　遺伝性の病気といわれていますが、症状がないことも多く、その体質に気づかないで一生終わることもあります。

患　者　そうなんですか。
　　　　でも、発病したらどうしよう。

医　師　例えば心室細動の発作を起こして失神するようなことがあれば、除細動器を植込むという方法があります。

患　者　除細動器？　よく分かりません。

医　師　はい、とりあえず検診でその病気を疑われたら、すぐ病院を受診してください。
　　　　心配するよりちゃんと診てもらったほうがよいです。

特殊な不整脈とは

　これまで述べてきたように、不整脈を起こす心臓病は種類が多いです。

　期外収縮のような放置してもよい病気がある一方で、余病を起こす心房細動、生死にかかわる心室細動などがあります。

　また、ごく稀な病気ですが、突然死する可能性があるブルガダ症候群とQT延長症候群という病気もあります。

ブルガダ症候群

　ブルガダ（Brugada）は、最初に報告したスペイン人の医師の名前です。

　ブルガダ症候群はいわゆるポックリ病のひとつです。突然死することがある危険な心臓病です。

　とはいっても実際はブルガダ症候群と診断されてもほとんどの方が無症状です。稀に発作を起こして意識を失うことがあります。

　一度でも失神発作があった人では、突然死の割合が10〜15%と高いです。

一方、症状のない人では、突然死の確率は 0.3 〜 4.0%
です。

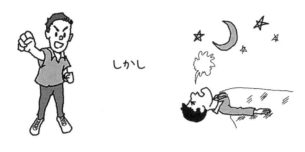

しかし

ふだんはとても元気　　　発作を起こすことがある

＜ブルガダ症候群の特徴＞

　ブルガダ症候群は 30 〜 50 代の男性に多いです。

　ブルガダ症候群の発症率は人種差があり、アジア人
に高率です。

　欧米人 10 万人に 12 〜 26 人に対して、日本人は 1,000
人に 7 〜 10 人です。遺伝性の病気といわれています。

＜ブルガダ症候群の心電図＞

　ブルガダ症候群の心電図の波形は独特です。形がか
わっているのですぐ診断できます。

　ブルガダ症候群の心電図には Coved 型と Saddle 型
の 2 タイプがあります。

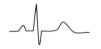 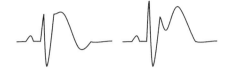

正　常　VS　ブルガダ症候群の心電図はこの2つ
のパターンがあります

＜救急蘇生、AED、入院＞

ブルガダ症候群に効く飲み薬はありません。

万が一、心室細動から心停
止を起こした場合は、気づい
た周囲の人が AED を使い救
命しましょう。

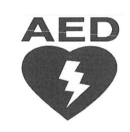

救急車を呼んですぐ病院に
搬送します。

失神や夜間呼吸困難などが
あれば、除細動器を体の中に
植込み、心室細動の再発を予
防します。

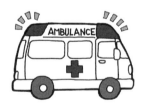

QT延長症候群

（キューティー）

心電図の波形には、Q波というものとT波という
ものがあります。

Q波の始まりからT波が終わりまでの時間を「QT
間隔」といいます。その間隔が伸びることを「QT延
長」と呼びます。

QTが延長する原因はいろいろあり、総称して「QT
延長症候群」と呼びます。

＜QT延長症候群の症状＞

QT延長症候群もブルガダ症候群のように無症状の
ことが多いです。普通に生活を送れます。見かけも元
気です。

しかし、心室頻拍（しんしつひんぱく）が起きた場合に、動悸やふらつ
き、ときに失神などの症状があります。さらに心室
細動になると、突然失神しますので要注意です。

＜QT延長症候群の心電図＞

正常の心電図では（補正した）QT間隔は0.36〜
0.44秒ですが、「QT延長」では0.45秒以上です。

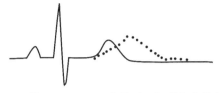

正 常 vs QT延長症候群(破線)

QT延長が起こるとトルサード・ド・ポアンツ（torsades de pointes）という失神する心臓の病気が誘発され、突然死の原因になることがあります。

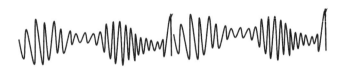

QT延長症候群からこのような波形になると危険です

トルサード・ド・ポアンツとは、「ねじ釘」を意味するフランス語で、QRS波形が変化し基線を軸にねじれているように見えます。

＜悪化すると＞

QT延長症候群は自然に止まることも多いですが、心室細動へ移行することもあります。これが突然死につながります。

＜QT延長症候群の原因＞

先天性：生まれつきＱＴ延長症候群ということがあり
　　　　ます。赤ちゃんの突然死とも関係あるといわ
　　　　れています。

　　　　家族に突然死した人がいないか調べます。こ
　　　　の疾患に関して遺伝子の研究が進んでいま
　　　　す。

後天性：下痢や嘔吐で低カリウム血症になったときな
　　　　どに一過性に起きることもあります。

　　　　以下のような薬剤でＱＴが延長することがあ
　　　　ります。心電図でＱＴ延長を認めたらすぐに
　　　　中止しましょう。

・抗不整脈剤
・抗生物質の一部
・抗真菌剤の一部
・抗アレルギー剤の一部
・高脂血症治療薬の一部
・抗精神病薬、三環系抗うつ剤、抗がん剤の一部
　　　　　　　　　　　　　　　　　　　　　　など

＜QT延長症候群の治療＞

　心室細動が起きたら、除細動が必要です！

　AEDをすぐ探しましょう。できるだけ早く電気ショックを与えて心拍を正常なリズムに戻します。

　救急車を呼び病院に搬送します。

　ときに、硫酸マグネシウムを投与することもあります。マグネシウムを静脈注射すると、低マグネシウム血症が改善されます。

　病院では、ペースメーカーまたは除細動器植込み手術を行います。

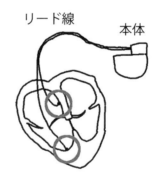

リード線　　本体

第12章 心臓弁膜症

術後ワーファリン治療

● 術後ワーファリン治療をされている患者さん

患　者　（シルバーカーを押して入室）先生、こんにちは。

医　師　こんにちは。お変わりありませんか？

患　者　先生、もうこんなに足が弱りました。

　　　　やっとで歩いています。

　　　　いつも家族に「もたもたしてる」といわれます。

医　師　10年前に心臓の大手術を乗り切った人なのだから、褒められてもよいと思いますけど。

患　者　はい、あのときは大変でした。

　　　　手術すべきかどうか悩んで悩んで……、思い切って手術をしました。

医　師　それに退院してからもリハビリが大変でしたね。

患　者　はい。よくがんばったと思います。

　　　　でも、手術をして本当によかったです。

　　　　大学病院の先生方には感謝しています。

　　　　ところで先生、ワーファリンは毎日飲まないといけないですか？

医　師　はい、血液が固まるといけないので、忘れず
　　　　に飲んでください。

患　者　一生ですか？

医　師　はい。人工弁を移植した人は生涯服薬を続け
　　　　てください。
　　　　余病を防がないといけませんので。

患　者　そういうものですか。しかたないですね。

医　師　がんばってください。

心臓弁膜症とは

　人の心臓には４つの弁があります。心臓の弁は血液が流れるときに大きく開き、流れ終わったら完全に閉じるのが普通です。

　例えば心臓が収縮すると、下の図のように大動脈弁と肺動脈弁がばっと開き、僧帽弁と三尖弁はぴたっと閉じます。

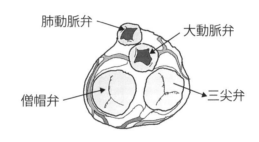

肺動脈弁　　大動脈弁
僧帽弁　　　三尖弁

弁の形が変わる

　しかし、心臓の弁が硬くなると開き具合が悪くなり血液の流れが悪くなります。

　弁が狭くなる状態を「狭窄症（きょうさくしょう）」、弁がよく閉じない状態を「閉鎖不全症（へいさふぜんしょう）」と呼びます。

　弁膜症は狭窄症だけの場合と閉鎖不全だけの場合もありますが、ひとつの弁でその両方が起こることもあ

ります。

　大動脈弁と僧帽弁は心臓の左側にあります。

　左心室から血液を全身に送り出さないといけないの
で、大動脈弁と僧帽弁は三尖弁や肺動脈弁よりも強い
力を受けます。

　そのため傷みやすいのは大動脈弁と僧房弁です。

＜大動脈弁狭窄症＞

　大動脈弁の出口が狭くなります。左心室から大動脈
へ血液を十分に送り出せません。そして体全体に血液
が行き渡りません。

　左心室はそれを補
おうとして過剰に働
き、慢性的に負荷が
かかり、左心室の筋
肉が肥大します。

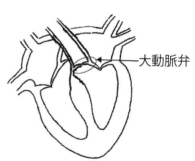

大動脈弁

＜大動脈弁閉鎖不全症＞

　大動脈弁が完全に閉じません。左心室から大動脈へ
送り出された血液が左心室へ逆流します。左心室が大
きくなります。

＜僧房弁狭窄症＞

　僧房弁の出口が狭くなります。左心房から左心室へ

送られる血液量が減り
ます。左心房の圧が上
昇します。肺静脈の圧
も上昇します。肺に血
液がたまります。

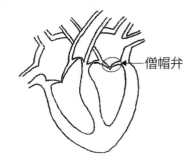

僧帽弁

＜僧房弁閉鎖不全症＞

　僧房弁が完全に閉じません。左心房から左心室へ送
り出された血液が左心房へ逆流します。左心房も左心
室も大きくなります。

弁膜症の症状

　心臓弁膜症は病状が軽いとまったく症状がありませ
ん。気づかないことが多いです。

　これが問題です。重症になってやっと、動悸、息切
れ、胸痛などの症状が出てきて発見されます。

　さらに進行すると、めまいや失神などが起こりま
す。弁膜症の症状は一律でなく、傷んだ弁の性質により
違います。

弁膜症の原因

弁膜症には、生まれつきの「先天性弁膜症」と、大人になってから発病する「後天性弁膜症」があります。

先天性弁膜症は少なく、後天性弁膜症が多いです。後天性弁膜症のひとつは僧帽弁の弁膜症です。

ひと昔前は、リウマチ熱が僧帽弁狭窄や閉鎖不全の原因でした。

リウマチ熱とは、子どもの頃にA群溶連性連鎖球菌に感染して起きる病気です。

しかし、抗菌薬でリューマチ熱は完治するようになり、最近僧帽弁の弁膜症は減少しました。

最近は、加齢に伴う動脈硬化による弁膜症が増えてきました。つまり、弁膜症は老化現象のひとつで、誰にでも起こりうる疾患になりました。

また、腎臓病の人が最近増えてきました。腎臓病の悪化により弁の石灰化で僧帽弁狭窄症になる患者さんが増えています。

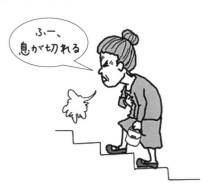

ふーー、
息が切れる

弁膜症の診断

　まず、動悸や息切れ、胸痛などの自覚症状があり、聴診で心雑音が聞こえた場合に弁膜症を疑います。

　次に心電図や胸部レントゲン検査をします。

　さらに心臓超音波検査をすると、どのような弁膜症か診断がつきます。

＜心電図＞

　弁膜症になると心房や心室に負担がかかってきますので、心電図の波形が変わってきます。その原因である心房細動などの不整脈も見つかります。

＜胸部レントゲン検査＞

　弁膜症では心臓に負担がかかってくるため心臓が大きくなります。レントゲンで心拡大が見られます。

　ただし他の病気でも心臓が大きく見えることはありますので、レントゲンだけで弁膜症を診断することはできません。

＜心臓超音波検査＞

　心臓のどの弁が異常か、弁が狭いのか逆流している

のかよく分かります。

　超音波検査で弁膜症の診断がなされ、その重症度も判定されます。また、心房周辺の状況も分かります。

＜その他＞

　必要に応じて、血液検査、24時間心電図検査、心臓カテーテル検査、心臓CT検査などを行います。

弁膜症の治療

　弁膜症は無症状であれば経過を観察します。症状があっても軽ければ、内科で薬物で対症的に治療をします。重症であれば手術かカテーテル治療をします。

　手術にするか、カテーテル治療にするかは病気の重症度と病状により慎重に検討して決めます。

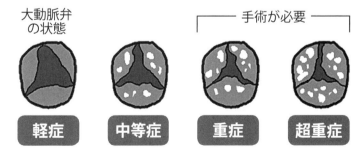

大動脈弁
の状態

手術が必要

軽症　　中等症　　重症　　超重症

弁膜症の内科治療

弁膜症を治す飲み薬はありません。薬で心臓の負担を軽減します。

血管を広げて血液の逆流やうっ血を改善する血管拡張剤（けっかんかく）や、尿量を増やしてうっ血を改善させる利尿剤などです。

弁膜症の外科治療

これまで弁膜症の治療は、働かなくなった弁を直接修復する外科手術が主流でした。いわゆる開胸手術です。

手術方法には、弁形成術（べんけいせいじゅつ）と、弁置換術（べんちかんじゅつ）の2種類があります。

＜弁形成術＞

弁の一部を取り除き、自分の弁を残しつつ、補助具を使って縫い合わせていきます。

この方法は術後に抗血液凝固剤（ワーファリン）を飲む必要がないのが利点です。

しかし手術時間が長いことが欠点です。

＜弁置換術＞

　弁形成術の対象でない場合は弁置換術になります。古い弁を新しい弁に取り換えます。人工弁には、機械弁と、ウシやブタの生体弁があります。

　機械弁は丈夫で一生使えますが、血栓ができやすいのでワーファリンを一生飲みます。

　一方、生体弁は術後数ヶ月間ワーファリンを飲みますがその後中止できる場合もあります。

　ただし弁の耐久年数は 10 〜 20 年です。

弁膜症のカテーテル治療

　開胸手術をしないでカテーテルを使って人工弁を心臓に留置する治療方法です。

　カテーテル治療は、大きく胸を開かないですむことと、手術中に人工心肺装着を必要としないので、開胸手術に比べ体への負担が少ないです。

　今まで手術の適応がなかった人や高齢者にもできます。

　入院期間もかなり短くなりました。

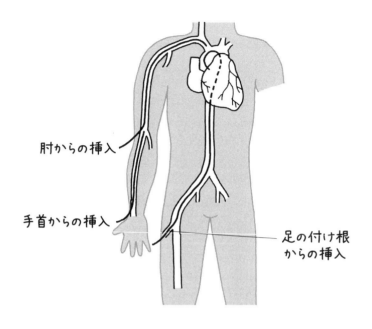

肘からの挿入

手首からの挿入

足の付け根
からの挿入

＜経カテーテル的大動脈弁移植＞

　TAVI と呼びます。大動脈弁狭窄症が対象です。
2002 年ヨーロッパで始まり、2013 年日本でも保険の
適用になりました。

　太ももの付け根からカテーテルを入れ、石灰化で傷
んだ大動脈弁まで折りたたんだ人工弁をカテーテルで
運びます。

　大動脈弁の内側に人工弁を広げて留置します。

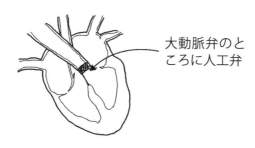

大動脈弁のところに人工弁

＜経カテーテル的僧帽弁修復術＞

　マイトラクリップと呼びます。2018年保険適用になりました。僧帽弁閉鎖不全症に対して行われます。

　体に負担が少なく、高齢者に向きます。１週間くらいの入院です。

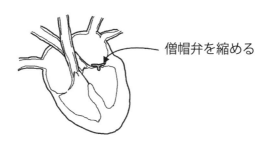

僧帽弁を縮める

　いずれの治療も実施できる病院は限られていますが、最近よく行われるようになってきました。

　本人にあった治療は何か、主治医とよく相談して決めましょう。

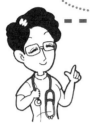

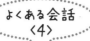よくある会話
〈4〉

カテーテル治療を勧められた人に

患　者：心臓の手術？

　　　　恐ろしい……。

　　　　この年でやるんですか？

医　師：大丈夫です。胸を開かない簡

　　　　単な手術です。

　　　　ご紹介した病院では、高齢の

　　　　方に何例もやっています。

第13章
心筋症
しんきんしょう

AEDを使った

● AEDを使った教師の体験談

教　師　先生、聞いてください！

　　　　この間びっくりしたことがありました。

医　師　どうされましたか？

教　師　体育の授業中に心臓が止まった生徒がいて、

　　　　皆で心臓マッサージをしました。

　　　　いやー、びっくりしたの何のって！

医　師　そうでしたか。それでその生徒さんは助かっ
たのですね。

教　師　はい。……そして、あれあれ、AED という

　　　　ものを初めて使いました。

　　　　あれは素晴らしい機械ですね。

医　師　電気ショックで心臓を復活させたんですね。

教　師　はい。ところで、AED って日本語で何とい

　　　　うのですか？

医　師　自動体外式除細動器といいます。

Automated External Defibrillator の頭文字
です。

教　師　長い名前ですね。「えーいーでー」で覚えま

　　　　した。

医　師　学校にあったんですね。

教　師　はい。目立つところに置いてあります。

医　師　学校の先生方は AED の使い方をご存じでしたか？

教　師　はい、講習があって習いましたが、まさか本当に使うとは思っていませんでした。
　　　　よい経験をしました。

医　師　AED が役に立ってよかったですね。

教　師　はい。うれしかったです。

母と息子の会話

心臓移植の話

● 週刊誌報道を見て

母　　　アメリカの野球の大リーグの OS のことを知ってる？

息　子　もちろん。お母さん彼を知らない日本人はいないよ。

　　　　どうして急にそんなことを聞くの？

母　　　美容院で週刊誌を見て知ったのだけど、1歳になったばかりの赤ちゃんが亡くなったの。

息　子　可哀そう……。どうして？

母　　　拡張型心筋症という珍しい心臓の病気なんだって。

　　　　薬では治らないので心臓移植が必要なのだって。

　　　　移植の順番を待っていたんだけど間に合わなかったそうよ。

　　　　お母さん、その記事を読んで涙が止まらなかった……。

息　子　どこで手術をする予定だったの？

母　　　それが、日本国内じゃなくてアメリカの病院なんだって。

アメリカに行く準備をしていたんだって。
OS 選手が応援していたんだけど、残念なこ
とに間に合わなかった……。

息　子　えー、アメリカ？　お母さん、日本の医療レ
　　　　ベルは高いのじゃないの？
　　　　どうしてアメリカになんか行くの？

母　　　日本でもできるのだけど、国内では移植する
　　　　心臓の数が足りないらしいよ。

息　子　ふーん。そうなんだ。悲しい話だね。
　　　　何とかならないかな……。

心筋症とは

　心臓の病気は心筋梗塞や心臓弁膜症だけではありません。心臓の筋肉そのものが傷む、心筋症という病気があります。

　心筋症は稀な病気ですが、一度発症すると重症化し治療が困難です。難病にも指定されています。

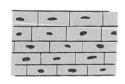 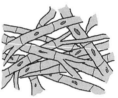

正常な心筋　　　遺伝素因などで　　　心筋症

心筋症の頻度

　肥大型心筋症の有病率は10万人に17.2人です。しかし、実際は潜在患者が少なくないようです。

　外国のデータですが、推定では500〜1,000人に1人が心筋症ともいわれています。

　実は稀な病気ではないかもしれません。

心筋症の原因

　心筋症の原因は様々です。まず遺伝があります。先天性の場合があります。

　その他には、ウイルス感染、心筋梗塞や弁膜症などで後天的に発症することがあります。

　実際、心筋症の発症のメカニズムはまだ分かっていません。

心筋症のタイプ

　心筋症と一言でいっても、いろいろな種類があります。

　代表的なものは①肥大型心筋症、②拡張型心筋症、③拘束型心筋症です。

　肥大型心筋症は心臓の壁が厚いタイプ、拡張型心筋症は心臓全体が膨れたタイプ、拘束型心筋症は心筋が硬くなったタイプです。

　拘束型心筋症はアフリカ・インド・中南米に多く日本人は稀です。

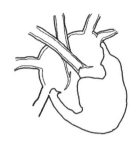

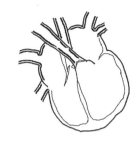

① 肥大型心筋症では、心臓の収縮する力はありますが、壁が厚いために内腔が狭くなり、血液が流れにくくなります。

② 拡張型心筋症では、心臓の壁そのものが薄くなって、心臓がうまく収縮しません。

心筋症の症状

　心筋症の症状は個人差があります。心筋症が軽い場合は無症状です。元気そのものです。

　病気に気づかないことがあります。そのため、稀ですが若者が運動中に突然死する場合があります。

　普通は心筋症が悪化して心不全になってから、疲労感や息切れなどの症状を自覚します。

　また、高齢者では心房細動などの余病も起きます。

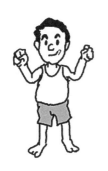

から

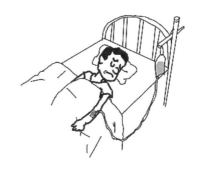

見ため健康そうな人。　　心臓移植を待っている患者さん
　　　　　　　　　　　　まで、いろいろな人がいます。

心筋症の診断

　心臓の超音波検査が心筋症の診断に役立ちます。

　左心室の壁が厚くなっていないか（肥大型）、逆に
薄くなっていないか（拡張型）、左心室から大動脈に
血液がうまく流れているかなどを調べます。

　必要に応じて心筋生検や心臓カテーテル検査なども
行われます。

心筋症の治療

＜薬物治療＞

　心筋症を根本的に治す薬はありません。心筋症が進

行して心不全になった場合に、β遮断剤や、ACE阻
害剤ないしARB、MRBなどが使われます。

　心不全の治療については第17章に詳しく説明しま
すのでご参照ください。

　また、心房細動などの不整脈を合併した場合は抗凝
固剤が処方されます。

　心房細動の治療については第8章を参照してくださ
い。

＜外科治療＞

　薬物治療で改善しない場合は、アブレーション治
療、心臓ペースメーカー治療、中隔心筋切除術、除細
動器の植込み、心臓再同期治療などの治療が考えられ
ます。

＜心臓移植＞

　心筋症を根本的に治療するには移植手術しかありま
せん。日本国内で心臓移植の順番を待っている人の8
割が拡張型心筋症の人です。

　しかし、提供者が少なく長く待たされているのが現
状です。

　心臓移植では、臓器提供者から提供された心臓を植

込みます。

　大手術ですが、成功すれば命が長らえるだけでなく社会復帰もできます。

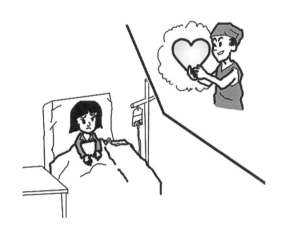

心臓移植の条件

　だれでも心臓移植が受けられるわけではありません。適応の条件は厳しいです。

　心臓移植の年齢は 65 歳未満です。身体的な条件に加え、本人と家族が心臓移植について十分理解していないとできません。

　治療に取り組む環境が整っていることも条件となります。

世界の心臓移植

1967年に、世界で初めて、南アフリカで心臓移植が行われ、その後多くの国で心臓移植が行われています。

毎年、全世界で約4,000例以上の心臓移植が行われています。

日本の心臓移植の歴史

1997年に臓器移植法が施行され、脳死と判定された人からの臓器提供が法的に認められ、1999年に成人3例の心臓移植が行われました。今から25年前です。

その後、心臓移植は徐々に増えましたが、臓器の提供には本人が書面で提供の意思を示していること、意思表示は15歳以上が有効とされていたので、小児の心臓移植はわが国では実施できませんでした。

大人も子供も海外で移植手術を受けていました。

しかし、渡航して受ける移植に関して、世界のどの国も臓器提供者が足りないため、2008年5月に国際移植学会は「移植が必要な患者の命は自国で救える努

力をすること」というイスタンブール宣言が出されました。

　海外渡航移植に頼っていたわが国は、2010年に臓器移植法を改正し、家族の承諾だけで、また15歳未満の脳死の子どもから臓器提供ができるようにしました。これにより心臓移植の数は増えてきました。

日本の心臓移植の現状

　日本心臓移植研究会の報告では、2022年の8月までに675例の心臓移植が施行されました。

　国立環器病センターの報告では、心臓移植手術を受けた155人のうち、10年生存率が96％でした。

　これは世界の全体の58％と比べて素晴らしくよい成績です。

　しかしその数がまだ少ないのが現状です。国内で移植できる病院と移植件数を紹介します。

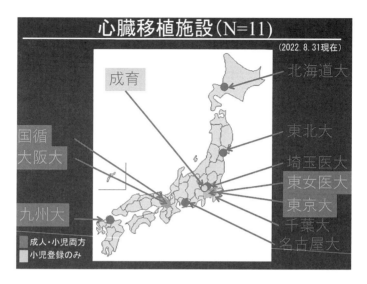

心臓移植施設（N=11）

（2022. 8. 31現在）

成育

国循
大阪大

九州大

北海道大

東北大

埼玉医大
東女医大
東京大
千葉大
名古屋大

成人・小児両方
小児登録のみ

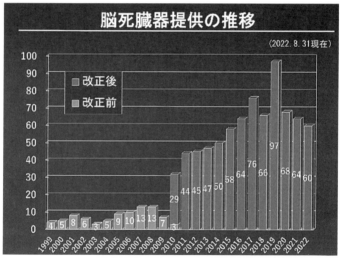

脳死臓器提供の推移

（2022. 8. 31現在）

改正後
改正前

4 5 8 6 3 5 9 10 13 13 7 3 29 44 45 47 50 58 64 76 66 97 68 64 60

1999 2000 2001 2002 2003 2004 2005 2006 2007 2008 2009 2010 2011 2012 2013 2014 2015 2016 2017 2018 2019 2020 2021 2022

（出典：日本心臓移植研究会、心臓移植レジストリ報告より）

第14章 その他の心臓病

心筋の炎症とは

　心臓の筋肉（つまり心筋）が炎症を起こした病気を
「心筋炎（しんきんえん）」といいます。

　前章の心筋症と名前が似ていますが全く違う病気で
す。心筋症は遺伝が関与した心筋の慢性疾患ですが、
心筋炎は感染症が関予した急性疾患です。

急性心筋炎（きゅうせいしんきんえん）

　普段元気な人が風邪をひいたりインフルエンザにか
かったりして心臓の筋肉に炎症を起こすと心筋炎にな
ります。

　人口 10 万人あたり 115 人といわれ、急性心筋炎は
稀な病気です。

　今までその病名は知られていませんでしたが、コロ
ナワクチンの接種後に若年の男性に発病することがあ
り急に注目されるようになりました。

＜急性心筋炎の原因＞

　急性心筋炎の原因はウイルス感染が圧倒的に多いで
す。

それ以外にも細菌、真菌、薬剤、膠原病などの原因があります。

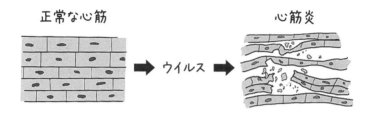

正常な心筋　　　　　　　　　心筋炎　　ウイルス

＜急性心筋炎の症状＞

　急性心筋炎の典型的な症状は胸痛や不整脈などです。症状は個人差があります。発病しても無症状だったり、軽症でだるい程度の人も少なくないです。

　その一方で、急性心筋炎が劇症化すると急変して命を落とすこともあります。

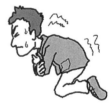

胸が痛い

＜急性心筋炎の診断＞

　風邪のような症状と胸痛があって、胸のレントゲンを撮り心臓が大きく見えれば心筋炎を疑います。

　心電図では心筋炎に特徴的な波形が見られます。心臓超音波検査で心筋が大きくなっていることがはっきり分かります。

血液検査でトロポニン（心筋筋原線維の蛋白）が上昇します。心筋梗塞でもトロポニン値は高いですので鑑別診断が必要です。

確定診断は心筋の生検です。

＜急性心筋炎の治療＞

急性心筋炎を発症したら、急変する可能性を考えて心肺補助装置や除細動器を備えた大きな病院で治療する必要があります。

救急車 → 入院 → 集中治療室 → 大至急治療開始

病院では、
- 利尿剤や保護剤など心不全の治療
- 感染症が原因であれば抗菌剤など
- ステロイド療法

などを行います。

さらに場合によっては、
- 経皮的心肺補助装置
- 大動脈内バルーンパンピング
- 電気ショック、植込み除細動器

なども行います。

慢性心筋炎

急性心筋炎も珍しい病気ですが、慢性心筋炎はもっと稀な病気です。

数ヶ月間胸痛などの症状が持続した場合に、急性心筋炎で述べたような検査異常があればこの病気が疑われます。

<心筋の生検>

この病気の確定診断は心筋の生検です。しかし、なかなか生検をすることは少ないので診断が難しい病気です。

<慢性心筋炎の予後>

慢性心筋炎が悪化して心不全や不整脈を併発することがあります。不整脈は突然死の原因になることがあります。

またさらに拡張型心筋症になると難治性で予後不良です。

心膜の炎症について

心筋は心膜という硬い膜に覆われています。心膜には心内膜と心外膜（単に心膜とも呼ぶ）があります。

心外膜が炎症を起こしたものを心膜炎、心内膜が炎症を起こしたものを心内膜炎と呼びます。

急性心膜炎

心筋と心膜は隣り合わせですので、心筋炎と心膜炎は併発することがあります。前記の急性心筋炎が悪化すると、心膜も炎症を起こします。

急性心膜炎により心嚢液が異常にふえて心臓が拡張できなくなる状態を心タンポナーデといいます。

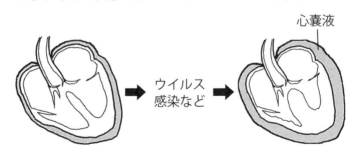

心嚢液

正常の心臓 → 急性心膜炎 → 心タンポナーデ
（筋肉肥大） （心嚢液貯留）

ウイルス
感染など

心タンポナーデで突然死することがあります。心嚢液を抜くドレナージという処置が必要です。

感染性心内膜炎

心臓の内膜は弁とつながっています。心臓の弁や心内膜が細菌で感染されると感染性心内膜炎が起きます。

年間 10 万人に 10 人が発症するといわれています。

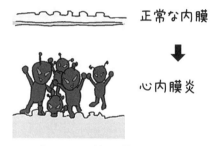

正常な内膜

心内膜炎

ざらざらの表面に細菌が集まる

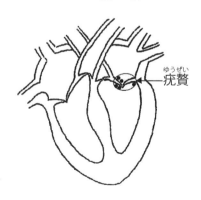

疣贅(ゆうぜい)

＜感染性心内膜炎の原因＞

　先天性心疾患や心臓弁膜症がある人、手術で人工弁を入れた人などに多いです。傷んだ弁の表面に細菌が繁殖して疣腫を作ります。

　その他に耳鼻科や婦人科、泌尿器の手術でも起きることがあります。

　感染性心内膜炎は高齢者に多いですが、まれに若い人でも起きます。薬物中毒の人にも起きます。

　健康な人でも、口腔内の傷口から細菌が血中に入り、感染性心内膜炎を発症することがあります。

＜感染性心内膜炎の症状＞

　感染性心内膜炎では発熱が持続します。風邪などによる発熱は 1 週間程度で解熱しますが、感染性心内膜炎では、数ヶ月間熱が続きます。

＜感染性心内膜炎の診断＞

　感染性心内膜炎の診断は専門家でも難しいです。見逃されることが多いです。

　原因がはっきりしない長引く発熱では、この病気を疑いましょう。

　心臓の弁が壊れて血液の逆流が起きると心雑音が聞

こえます。血液培養で原因菌を同定します。また、心エコーで心臓の中に疣腫を見つけます。

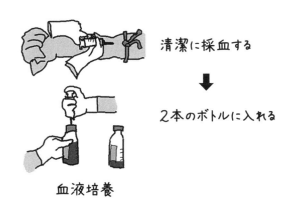

清潔に採血する

↓

2本のボトルに入れる

血液培養

＜感染性心内膜炎の治療＞

　原因菌をつきとめてそれに抗菌剤を大量に投与します。その効果がない場合や心不全になった場合には外科手術をします。

　心内膜炎で傷んだ弁を除いて人工弁に取り換える弁置換術や、弁の形を整える弁形成術を検討します。

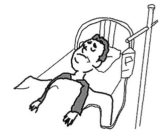

入院して毎日点滴をします

＜感染性心内膜炎の予後＞

感染性心内膜炎から敗血症になり重症化することがあります。

感染性心内膜炎で入院した人の 15 ～ 30％が命を落とすともいわれていますので、早期に発見して適切な治療を開始しないといけません。

また、疣腫が流れると、脳の血管が詰まり塞栓症を引き起こすこともあります。

その場合は脳外科の治療が必要になります。

赤ちゃんの心臓病

心筋梗塞や狭心症は明らかに中高年の心臓病です。不整脈も一部の例外を除いて大人の病気です。

これに対し、生まれつき心臓病の子供も少なくないです。これまで述べた心臓弁膜症や心筋症の他に、小児科や小児外科で扱う心臓病があります。

＜先天性心疾患＞

人は生まれたときに 100 人に 1 人心臓に異常があるといわれています。

心臓病は自然治癒する場合と手術をしなければならない場合があります。

＜先天性心疾患の種類＞

心室中隔欠損症56％、肺動脈狭窄症10％、心房中隔欠損症５％、ファーロー４徴症５％、動脈管開存症４％（日本小児循環器学会）などです。

＜病気の発見＞

病気が軽くて気づかない場合や、成長してから症状が出て診断される場合があります。学校検診で発見されることもあります。心臓病の診断は超音波検査（心エコー）が役に立ちます。最近は胎児の段階で心エコーにより心臓の病気が発見できるようになりました。

幼児の心臓病

＜川崎病＞

川崎病は幼いときに発熱や発疹が出る原因不明の病気です。川崎病の３〜５％に冠動脈に瘤ができます。大きな瘤ができると治療する必要があります。

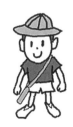

若い女性の心臓病

＜胸痛症候群＞

　若い女性で胸痛があっても、検査して異常がなければ「胸痛症候群」と診断されることがあります。

　自然に治癒しますし、命に別状ありませんので、何もしないで経過観察でよいです。

　原因不明といっても、肋間神経痛であったり、筋肉や骨格の異常、肺や消化器の異常などがある場合もあります。

　心因的な原因もあります。ストレスをためないようにしましょう。

第3部 心不全について

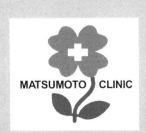

ご家族を亡くした方の悲しみ

● 女性患者さんの診察を終えて、亡夫の話になって

患　者　先生、主人が大変お世話になりました。
　　　　もうじき3回忌です。

医　師　早いものですね。あれからもう2年も経ちましたか。

患　者　ほんと、昨日のことのようです。
　　　　今年はコロナで遠くの親戚を呼べないので家族で静かに法要します。
　　　　主人は派手なことが嫌いだったので、かえってよいかもしれません。

医　師　そうですか。そういえば謙虚で物静かなご主人さまでしたね。

患　者　自分でいうのも何ですが、すごくいい人でした。
　　　　まめでよく働き、細かいことにもよく気が付き、やさしくて、申し分ない人でした。

医　師　お話では、町内会も手伝い、ごみの掃除もしていたそうですね。

患　者　はい、人が嫌がることも積極的にしていましたのでご近所の人に頼りにされていました。

医　師　惜しい人を亡くされました。

　　　　家族の方もがっかりされたでしょう。

患　者　ええ、それはもう！　残された私はどうした

　　　　らいいか困ってしまいました。

　　　　今まで何から何まで主人に頼っていましたか

　　　　ら……。

医　師　もう、ひとり暮らしは慣れましたか？

患　者　はい、どうにか。でも先生、心不全は怖いで

　　　　すね。

　　　　何度も悪くなって、何回も入院して、その度

　　　　に心配しました。

医　師　そうですね。大変でしたね。

患　者　素人には分からないことだらけでした。

　　　　……（思い出の話が続く）

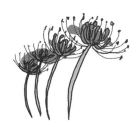

心不全が急増している

● 心不全について医師と看護師の会話

看護師　先生、最近心不全の患者さんが多いです
　　　　ね……。

院　長　はい、増えましたね。30年前に開業したと
　　　　きは心不全の患者さんは1人か2人しかいな
　　　　かったのですが、今はクリニックで毎日何人
　　　　も診ています。
　　　　昔は心不全と診断されると、「大変！　すぐ
　　　　大きい病院に」、と紹介して入院になったの
　　　　ですが、今は高血圧や糖尿病と同じようにク
　　　　リニックで治療しています。

看護師　心不全と診断されても、私たちも驚かないし、
　　　　患者さまも以前のような「人生もう終わり」
　　　　というような悲壮感はなくなりましたね。

院　長　はい、医学の進歩ですね。どんどんよい治療
　　　　法ができて心不全ですぐに命を落とす時代で
　　　　はなくなりました。
　　　　と、いっても心不全は治るものではないので、
　　　　じょうずに付き合っていかないといけないです。

看護師　先生、心不全の患者さんはうちのクリニック

だけでなく他のクリニックでも増えているのですか？

院　長　はい、心不全の患者数は全国的に増えています。ある統計によると、国内で100万人以上いるそうです。

これからも確実に増え続ける予想なので、循環器の医師の間で「心不全パンデミック」と呼ばれてます。

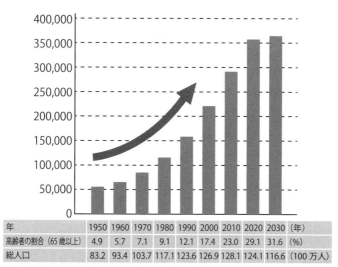

我国における新規発症心不全の推移

年	1950	1960	1970	1980	1990	2000	2010	2020	2030	(年)
高齢者の割合（65歳以上）	4.9	5.7	7.1	9.1	12.1	17.4	23.0	29.1	31.6	(%)
総人口	83.2	93.4	103.7	117.1	123.6	126.9	128.1	124.1	116.6	(100万人)

Shimokawa H et al. Eur J Heart Fail 2015;17:884-892より改変

（出典：日本心臓財団）

心不全パンデミック

● その続き

看護師　それはどういう意味ですか？

院　長　「パンデミック」はもともと「大流行」とい
　　　　う意味です。

　　　　今、流行しているコロナウイルスは世界中に
　　　　広がっており、まさにパンデミック状態です。
　　　　コロナには困ったものです。

　　　　ウイルスが強くていつ終焉するのか見通しが
　　　　つかないです。

看護師　でも先生、心臓病は人にうつしませんので「パ
　　　　ンデミック」とはいわないのでは……。

院　長　はい、たしかに心不全は感染症ではありませ
　　　　ん。その人数が年々急増する予測なので、警
　　　　告の意味を込めてこう呼ばれます。

　　　　心不全の患者をすべて大きな病院の循環器の
　　　　専門医だけで診ることはできないので、これ
　　　　からは我々開業医も協力して診ていくことに
　　　　なります。

看護師　そうですか。高齢化社会でお年寄りが増える
　　　　だけでなく、重症な病気も増えるということ

ですね。認識を新たにしなくては……。

それにしても、心不全は急に悪くなるから怖いですよね。

院　長　はい、いつも気を付けていないといけません。

看護師　私たち具体的には何をしたらよいですか？

院　長　**基本的には食事と運動の指導、薬の適切な管理ですね。**

その上に、高齢者は骨粗しょう症や筋力の低下、その他の疾患を持っていますので、最終的には全身の管理となります。

看護師　それは大変！　何から何までじゃないですか……。

それに高齢者は薬をたくさん飲んでいるので、私たちも病状を把握するのが大変です。

院　長　**新しい時代に合わせて、いっしょに勉強しましょう。**

看護師　はい、がんばります。

第15章

心不全とは

心不全とは

　テレビや雑誌で「誰々さんが心不全で入院した」とか、「有名人が心不全で亡くなった」など見たり聞いたりしませんか。心不全という言葉は有名です。知らない人はいません。

　心不全は医学的には心臓の機能不全、分かりやすくいえば心臓というポンプが壊れたようなものです。そんなの知ってる、といわれそうですが、実は心不全は奥が深いのです。

　これから一緒に勉強しましょう。

心不全の原因

　まず、心不全の原因です。原因はひとつではありません。

　心筋梗塞や不整脈や心臓弁膜症などの心臓病が悪化すると心不全になります。

　さらに、心臓病そのものでなくても、高血圧症や糖尿病などでも、長い間心臓に負担をかけると心不全になります。

```
              心筋梗塞・狭心症
    心筋症                      高血圧
    弁膜症        心不全        糖尿病
    不整脈                      コレステロール
       先天性心疾患    夜間無呼吸症候群
```

心不全の診断

　動悸や息切れなどの自覚症状があり、聴診で雑音があれば、胸のレントゲンを撮ります。レントゲンで心臓の影が大きかったり、肺の静脈がうっ滞していれば心不全を疑います。

　心臓超音波検査で、心臓の内部を見れば心不全の診断がつきます。また、心電図やBNP^{ビーエヌピー}などの血液検査も参考になります。

BNPとは

　BNPは脳性（B型）ナトリウム利尿ペプチドBrain Natriuretic Peptide の頭文字をとったものです。心臓内で合成されるホルモンのひとつで、心臓への負荷が増えると増加します。心不全で上昇しますのでマーカーとなっています。NT-proBNP も同様です。125 以下が正常です。900 以上で重症の心不全を疑います。

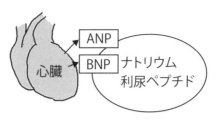

心筋から分泌されるホルモンです

心不全の重症度

心不全とひとくちでいっても軽いものから重症なものまで、いろいろな程度があります。

心不全の重症度は古くから NYHA^{ニーハー} 分類を使っています。無症状の I 度から最高の IV 度まであります。

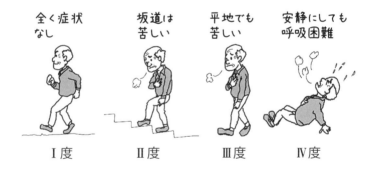

| 全く症状なし | 坂道は苦しい | 平地でも苦しい | 安静にしても呼吸困難 |
| I 度 | II 度 | III 度 | IV 度 |

心不全のタイプ

心不全には、①右心不全と左心不全、②収縮不全と

拡張不全、③急性心不全と慢性心不全があります。

　全部覚える必要はありませんが、タイプによって症状が違うだけでなく、治療法も違いますので簡単に説明します。

① 右心不全と左心不全

　第2章で、心臓には右側にふたつ、左側にふたつ部屋があると述べましたが、右側の部屋の機能が落ちたものを「右心不全」と呼び、左側の部屋の機能が落ちたものを「左心不全」と呼びます。

上半身の血液
⬇ うっ滞

右の心臓

⬆ うっ滞
下半身の血液

　右の心臓は、全身を巡ってきた血液を受け取り、肺へ送る役割を果たしています。そのため右心不全になると、体全体の血流がうっ滞します。

肺のうっ滞
⬇

左の心臓

　一方、左の心臓は肺から血液を受け取り全身に血液を送っています。そこで左心不全になると、肺の血流がうっ滞します。

＜右心不全の症状＞

　右心不全の症状は、下半身や顔などに浮腫が起きます。また、肝臓が大きくなったり、腹水が貯まったりします。

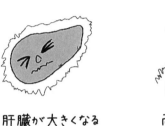

肝臓が大きくなる

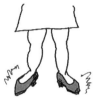

両足がむくむ

＜左心不全の症状＞

　一方、左心不全の症状は、息切れや呼吸困難が起きます。

　横になると息苦しく上体を起こすと楽です。「起坐（きざ）呼吸（こきゅう）」といいます。

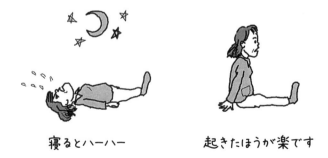

寝るとハーハー　　　　起きたほうが楽です

＜共通した症状＞

　右心不全と左心不全に共通している症状は、だるさ、疲れやすさ、体重増加、食思不振などです。

　いずれも漠然としていて、他の病気と間違えられることがあります。注意しましょう。

② 収縮不全と拡張不全

　心臓の筋肉は1日に約10万回拍動しています。左心室が拡張して心臓が膨らみ、収縮して血液を外に押し出しています。

　左心室の収縮する力が落ちて心不全になるタイプと、収縮力は落ちていないのに拡張期に左心室が膨らむことができないタイプがあります。

＜収縮不全＞

　心筋梗塞や拡張型心筋症では心臓の収縮力が落ちています。

　心臓の収縮能力は「左室駆出率」で判断します。正常値は55%以上です。

　左室駆出率が低いほど心臓の機能が悪いことを意味します。左室駆出率40%以下が収縮不全です。

■左室駆出率とは

　左室駆出率は、心臓が収縮したときに拡張期の対してどのくらい変化したかを見たものです。

　昔は造影検査でしたが、今は心臓超音波検査で簡単に測定できるようになりました

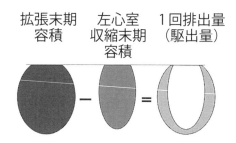

拡張末期　　　左心室　　　1回排出量
　容積　　　収縮末期　　（駆出量）
　　　　　　　容積

＜拡張不全＞

　一方、拡張不全のタイプは高齢者や高血圧症、糖尿病、肥満などの人に多いです。

　心臓のしなやかさが失われて左心室が拡張しづらくなった状態です。

　入院患者の半数は拡張不全型心不全といわれています。拡張不全の予後は収縮不全と同程度で決してよくないです。

③ 急性心不全と慢性心不全

　急性心不全は、何らかの原因で急激に心臓の機能が低下した状態です。突然具合が悪くなるので目に見えてよく分かります。

　これに対し、慢性心不全は、普段から心臓の機能が低下している状態です。慢性心不全の人は病気が軽いうちは元気に見えます。

　急性心不全だけの人、慢性心不全だけの人もいますが、両方の人もいます。

　つまり、急性心不全が慢性心不全になったり、慢性心不全が急性心不全になったりします。

急性心不全

　急性心不全はいろいろな疾患が原因となって起こります。例えば、急性心筋梗塞、不整脈、心臓弁膜症、拡張型心筋症、心筋炎などです。

　この中で、急性心筋梗塞から急性心不全になることが最も多いです。

　心筋梗塞は急に発症し進行が速く、あっという間に心不全になるので注意が必要です。

もちろん入院治療が必要です。

＜急性心不全の場合＞

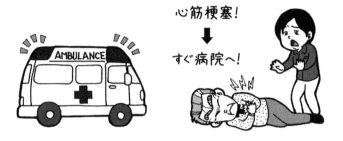

心筋梗塞！
↓
すぐ病院へ！

AMBULANCE

　病院に着いたら集中治療室に入り、以下の治療が始まります。

- 血管拡張薬投与
- 利尿薬投与
- 鎮痛剤投与
- 強心薬などを投与
- 必要に応じて酸素投与
- 呼吸状態が悪いと人工呼吸器
- 人工心肺装置や大動脈パンピング

　薬物治療だけでなく、原因になっている心臓の病気に対して、カテーテル治療、ペースメーカー植込み、外科手術などを行います。

慢性心不全

　急性心不全はもともと慢性心不全の場合と、急性心不全が完治しないで慢性化して慢性心不全になる場合があります。

　慢性心不全は、病院かクリニックに定期的に通って内服薬で治療するが普通です。

＜慢性心不全の場合＞

　健康によい生活をおくり、定期的に通院をしてください。

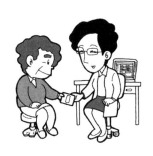

＜慢性心不全の薬物療法＞

　心不全に使う薬は、ACE 阻害剤と ARB、ARNI、β遮断剤、MRA、SGLT2 阻害剤、利尿剤、ジギタリス製剤などです。

　内容が専門的で複雑ですので、次章で改めて説明します。

＜薬物以外の治療法＞

　心不全が薬で改善しない場合は、必要に応じて以下のような治療を検討します。

　内科では、
- カテーテル治療
- ペースメーカー植込み
- 除細動器植込み

　外科では、
- 僧帽弁形成術
- 冠動脈バイパス
- 左室形成術

　重症になると、
- 心室再同期治療
- 補助人工心臓
- 心臓移植

第16章

心不全の治療薬

心不全の治療薬とは

　心不全で使う薬には長い歴史があります。1970 年までは利尿剤と強心剤しかありませんでした。

　1980 年台に ACE 阻害剤が現れ、1990 年台に β 遮断薬が使われるようになりました。

　最近さらに新薬が続々登場し、心不全の治療は変化してきました。

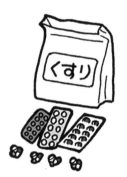

① ACE 阻害剤と ARB
② ARNI
③ β 遮断剤
④ MRA
⑤ SGLT2
⑥ 利尿剤
⑦ その他

　心不全の薬は種類が多いです。それぞれの薬が心臓にどのように作用するか解説します。

　難しいところは飛ばして読んでください。

① ホルモンを調整する

　アンジオテンシン変換酵素（以下 ACE）阻害剤とアンジオテンシンⅡ受容体拮抗剤（以下 ARB）はレニン・アンジオテンシン系の薬で両方とも心不全によく使われます。

腎臓のホルモン

　腎臓の糸球体に流れ込む動脈の壁には傍糸球体装置（ぼうしきゅうたいそうち）と呼ばれる所があり、血圧を感知してレニンというホルモンを分泌します。血圧が低下するとレニンは増加します。

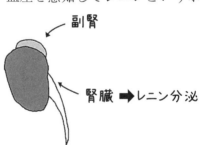

副腎

腎臓 ➡ レニン分泌

次の変化

　レニンは血中のアンジオテンシノーゲンに作用し、アンジオテンシンⅠ（ワン）を遊離します。

　血管内皮細胞膜にあるアンジオテンシン変換酵素 ACE がアンジオテンシンⅠをアンジオテンシンⅡ（ツー）に変換します。

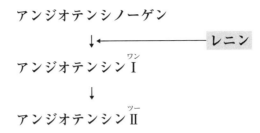

アンジオテンシノーゲン

↓ ←———— レニン

アンジオテンシン I

↓

アンジオテンシン II

血圧を上げる

　アンジオテンシン II は、受容体に結合して血管を収縮させます。また、アルドステロンというホルモンを分泌させ体液を貯留させます。

　アンジオテンシン II は、血圧を上げるだけでなく、心筋を肥大させたり、心臓や腎臓などの臓器を線維化させたりします。

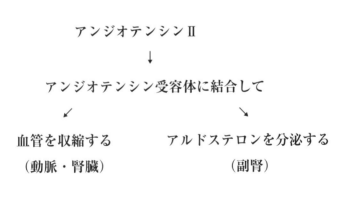

アンジオテンシン II

↓

アンジオテンシン受容体に結合して

↙　　　　　　　　　　　↘

血管を収縮する　　　　アルドステロンを分泌する
（動脈・腎臓）　　　　　　　（副腎）

ACE阻害剤

　ACE阻害剤はアンジオテンシンIIの産生を減らし、血圧を下げて体に水分がたまらないようにします。

　　　　アンジオテンシン I

　　　　　　↓ ←—————— **ACE阻害剤**

　　　　アンジオテンシン II

＜ACE阻害剤の使い方＞

　腎動脈狭窄などの特殊な例を除いて、心不全のほとんどの例にACE阻害剤が使われます。

　少量から開始し、徐々に増やします。

＜ACE阻害剤の副作用＞

　ACE阻害剤の副作用は空咳が有名です。風邪をひいていないのに咳が出ます。

　その他に低血圧や低ナトリウム血症などです。

＜ACE阻害剤の例＞

一般名	Ⓡ商品名
カプトプリル	カプトリル
エナラプリル	レニベース
アラセプリル	セタプリル
リシノプリル	ロンゲス
ベナゼプリル	チバセン
イミダプリル	タナトリル
テモカプリル	エースコール
キナプリル	コナン
ペリンドプリルエルブミン	コバシル

ARB
エーアールビー

　アンギオテンシンⅡは、アンギオテンシン受容体という所に結合し血圧を上げ、副腎のホルモンを分泌します。

　ARBはアンギオテンシンⅡが受容体に結合しないようにブロックします。

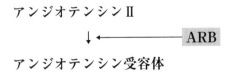

アンギオテンシンⅡ

↓ ←——— ARB

アンギオテンシン受容体

ARB の心不全の進行を防ぐ効果は ACE 阻害剤と同
程度です。

また、ARB は血圧をよく下げるので降圧剤として
も使われています。ARB は腎臓の保護作用もあり心
不全だけでなく慢性腎臓病でも使われます。

＜ARBの例＞

	Ⓡ商品名	一般名
プロトタイプ	ニューロタン	ロサルタン（50mg）
第一世代	ブロプレス	カンデサルタン（8mg）
	ディオバン	バルサルタン（80mg）
第二世代	オルメテック	オルメサルタン（20mg）
	ミカルディス	テルミサルタン（20mg）
	イルベタン アバプロ	イルベサルタン（100mg）
	アジルバ	アジルサルタン（20mg）

② 2種類のホルモン

ARNI は、ネプリライシン阻害薬と ARB の合剤で
す。商品名はエレンストです。

ネプリライシンを阻害する成分とアンジオテンシン
Ⅱ の働きを阻害する成分のふたつの効果により、血圧

が下がり体内の水分量を減らします。

ネプリライシンとは

　ネプリライシンは「ナトリウム利尿ペプチド」を分解する物質です。心臓・血管・体液量の維持などに関与し、尿を排泄したり、血管を拡張したりします。

＜ネプリライシン阻害剤＞

　ネプリライシンの働きを阻害し、ナトリウム利尿ペプチドの分解を抑えます。

　つまり、利尿ホルモンを増やして、心臓の負担をとってくれます。

③ 刺激を減らす

＜自律神経について＞

　自律神経には交感神経と副交感神経があります。交感神経は体を活発に動かせ、副交感神経はリラックスさせる神経です。

　心臓に対しては、交感神経は心臓を強く速く打つ作用が、副交感神経はその逆で心臓をゆっくり打ち落ち着かせる作用があります。

＜β遮断剤とは＞

　交感神経が興奮してノルアドレナリンが分泌されますが、その受容体を遮断するのが遮断剤です。

　遮断剤には α 遮断剤と β 遮断剤があります。β 受容体は主に心筋に分布し心拍出量を増加して血圧を上げます。

　そこで β 受容体を遮断すると、血圧は下がり脈が遅くなり、心臓の負担が軽くなります。α と β を配合した薬もあります。

＜β遮断薬の例＞

β遮断剤			
一般名	Ⓡ商品名	一般名	Ⓡ商品名
アテノロール	テノーミン	メトプロロール	ロプレソール
ビソプロロール	メインテート	プロプラノロール	インデラル
ベタキソロール	ケルロング	ナドロール	ナディック

αβ遮断剤			
一般名	Ⓡ商品名	一般名	Ⓡ商品名
アモスラロール	ローガン	ラベタロール	トランデート
アロチノロール	アロチノロール	ベバントロール	カルバン
カルベジロール	アーチスト		

β遮断薬の使い方：少量から開始し徐々に増量します。

β遮断薬の副作用：徐脈、めまい、ふらつき、倦怠感、喘息の悪化などです。

④ 心臓を保護する

アルドステロンとは

　アルドステロンは前出の ACE 阻害剤と ARB で説明したレニン・アンジオテンシン・アルドステロン系のホルモンのひとつです。副腎から分泌されます。

　アルドステロンは腎臓の尿細管上皮細胞に存在するミネラルコルチコイド受容体に結合して Na や水の再吸収を行います。

　また、尿中への K排泄を促進します。体液量を増やし、血圧を上げて、心臓に負担をかけます。

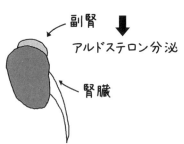

副腎 ⬇ アルドステロン分泌

腎臓

ミネラルコルチコイド受容体拮抗薬 （以下MRA）エムアールエー

　MRA はアルドステロンがミネラルコルチコイド受容体に結合するのを阻害し、アルドステロンの作用を

抑えます。

その結果、体液量が減り血圧が下がります。心臓の負担が減ります。そのため MRA は心不全の治療に使われます。商品名はミネブロです。

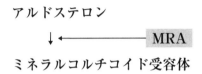

アルドステロン

↓ ←──────── **MRA**

ミネラルコルチコイド受容体

＜MRAの副作用＞

MRA が心臓を保護することはよいことですが、この薬は血液中のカリウム値が上昇し、高カリウム血症になる可能性があります。

⑤ 余分な水を排泄する

そもそも SGLT2 阻害剤は糖尿病の治療薬です。多くの糖尿病患者に使っています。

最近、この SGLT2 阻害剤が、心不全でも役に立つことが分かり循環器でも頻繁に処方されようになりました。糖尿病でない人でも使えます。欧米ではこの SGLT2 阻害剤は心不全治療の第一選択薬になっています。

＜まず、SGLT2とは＞

　SGLT2はグルコースを血液に戻す働きがあります。この SGLT2 の働きを妨げるのが SGLT2 阻害剤です。

　SGLT2 阻害剤を服用すると、腎臓でグルコースが再吸収されず糖が尿に流れ出ます。その結果血糖値が下がります。

＜心不全に役立つのはなぜ？＞

　SGLT2 阻害薬はグルコースを尿に流しますが、そのときに水分も排泄されます。

　体に溜った余計な水分が尿に出ます。SGLT2 阻害薬は、体重を減らし、体のむくみをとります。

＜SGLT2 阻害剤の例＞

一般名	商品名 （主なもの）	血中半減期 （時間）	1日の使用 量（mg）
イプラグリフロジン	スーグラ	11.71〜14.97	50〜100
ダパグリフロジン	フォシーガ	約8〜12	5〜10
ルセオグリフロンジン	ルセフィ	8.96〜11.2	2.5〜5
トホグリフロジン	デベルザ アプルウェイ	5.40 ± 0.622（SD）	20
カナグリフロジン	カナグル	10.2〜11.8	100
エンパグリフロジン	ジャディアンス	9.88〜11.7	10〜25

＜SGLT₂阻害剤の副作用＞

体から水を抜くので、脱水になったり、脳梗塞を誘発する可能性があります。

また尿が甘くなるので、膀胱炎や性器感染症にかかりやすくなります。

高齢者、体力のない人、腎機能が低下している人、認知症などの人には慎重に投与します。

⑥ 利尿剤

腎臓の糸球体でろ過された尿は尿細管で再吸収されて血液に戻されます。

利尿剤はその働きを止め、余分な水分を尿とし外に出します。

利尿剤にはサイアザイド系利尿剤、ループ利尿剤、カリウム保持性利尿薬の3種類があります。

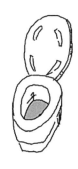

＜サイアザイド系利尿薬＞

遠位尿細管で水とナトリウムの再吸収を抑制します。利尿効果が強く血圧も下げます。

低カリウム血症や糖質、脂質、尿酸の代謝に影響が

あります。腎不全患者では使えません。

＜ループ利尿薬＞

ヘンレ係蹄上行脚でナトリウムとカリウムの再吸収を抑制します。サイアザイド系利尿薬と違い、腎障害のある高血圧患者にも使えます。

体の水の量が減るとむくみが改善します。

副作用は低血圧、低ナトリウム血症、低マグネシウム血症、重度の低カリウム血症などです。

＜カリウム保持性利尿薬＞

カリウム保持性利尿薬は前述の MRA と同じ場所に作用します。

遠位尿細管や集合管でナトリウムの再吸収を抑制します。

尿にナトリウムと水分が排出され血圧が下がります。副作用は血清カリウム値の上昇です。

第一世代のスピロノラクトンは女性化乳房や月経不順などの副作用があります。

第二世代のエプレレノンは糖尿病患者や腎機能の低下した患者には使えないです。

⑦ その他

＜ジギタリス製剤＞

　ジギタリス製剤は心筋細胞内のカルシウムイオン濃度を高め、心臓の拍動を強め、強心作用をあらわします。

　以前はこの強心剤をよく使いましたが、いまは必要なときだけになりました。

　副作用はジギタリス中毒、悪心、嘔吐、食欲不振、下痢、錯乱などです。

＜イバブラジン＞

　右心房にある洞結節からの電気信号で心臓は1分間に60回ほどのゆっくりしたリズムで動いています。

　最近の研究では、心不全で、安静時の心拍数が1分間に70回以上あると予後不良といわれます。

　収縮不全の心不全で従来の治療が無効な頻脈の治療に洞結節をブロックするイバブラジン（商品名コララン）の処方を検討します。

第17章 慢性心不全の経過

慢性心不全の経過とは

　慢性心不全のスタート時点では、自覚症状がなく気づかないことが多いです。そして心不全の経過は人によって違います。

　個人差も大きいです。早く気づき適切に対処しましょう。

　心不全の原因については第15章でお話しましたが、心不全を悪化させないためには具体的にどうしたらよいでしょうか。

慢性心不全に関係する内科疾患

　心臓病の危険因子となる基礎疾患をしっかり治療しましょう。

- **高血圧症**
- **糖尿病**
- **脂質異常症**
- **睡眠時無呼吸症候群**
- **慢性呼吸不全**
- **慢性腎不全**　　　　　　　など

＜高血圧が心臓を傷める理由＞

　心臓は血圧に対抗して血液を全身に送り出しています。つまり心臓は常に圧負荷に耐えています。高血圧になると圧負荷が高まり心筋の細胞が肥大します。

　求心性左室肥大といいます。長年血圧が高い状態であると圧負荷を代償できなくなり、心臓のポンプ機能が落ち心不全になります。

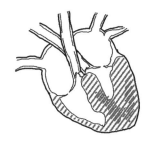

心臓が厚くなる

＜糖尿病が心臓を傷める理由＞

　糖尿病は動脈硬化を促進します。糖尿病の人はそうでない人の3倍も心筋梗塞や狭心症になりやすいです。

　また境界型糖尿病、いわゆる糖尿病の予備群も 1.6 倍心臓病になる危険性があります。

　ともかく血糖が高いことは心臓病によくないです。血糖をコントロールしましょう。

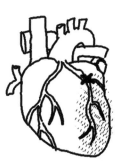

血管が詰まる

＜脂質異常症が心臓を傷める理由＞

　善玉コレステロールが低い、あるいは悪玉コレステロールが高いと動脈硬化が早く進み、心筋梗塞を発症します。心筋梗塞は心不全の最大の原因です。脂質異常症といわれたら治療しましょう。

＜無呼吸症候群が心臓を傷める理由＞

　夜間に呼吸が止まってしまう病気です。生命の危

心不全とそのリスクの進展ステージ

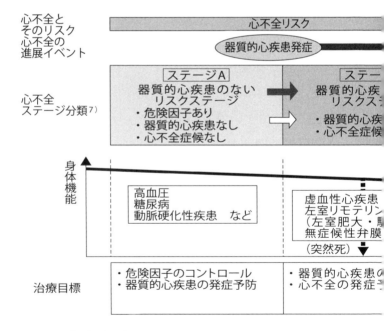

心不全と
そのリスク
心不全の
進展イベント

心不全リスク

器質的心疾患発症

ステージA	ステー
器質的心疾患のない リスクステージ ・危険因子あり ・器質的心疾患なし ・心不全症候なし	器質的心疾 リスクス ・器質的心疾 ・心不全症候

心不全
ステージ分類[7)]

身体機能

高血圧 糖尿病 動脈硬化性疾患　　など	虚血性心疾患 左室リモデリン （左室肥大・肥 無症候性弁膜
	（突然死）▼

治療目標

・危険因子のコントロール ・器質的心疾患の発症予防	・器質的心疾患の ・心不全の発症予

険はありませんが、熟睡できないので日中に強い眠気が出ます。

　呼吸が止まると血液中の酸素濃度が低下し、それを補うために心臓の働きが強まります。

　高血圧症になったり、動脈硬化が促進され心筋梗塞や脳梗塞を起こしやすくなります。

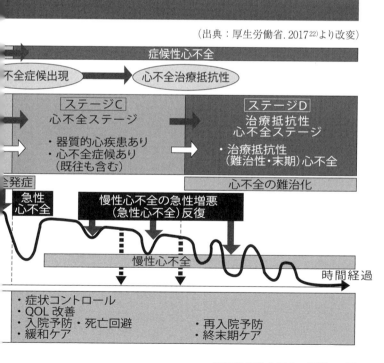

（出典：厚生労働省.2017[22]より改変）

心不全の進展

　以前は心不全は予後が悪いといわれてきましたが、医学が進歩し最近は慢性心不全ですぐに命を落とすことはなくなりました。

　いろいろな治療によって症状が改善されます。しかし、慢性心不全は治るものではなく、回復と悪化を繰り返し徐々に進行します。

　心不全にはA〜Dの4段階のステージがあります。

　前ページの学会のガイドラインを参照ください。

ステージ A

　ステージAは高血圧、糖尿病など、将来心臓病になる危険因子を持っている段階です。

　まだ心臓に異常がありません。無症状です。

　この時点で進行が防げるとよいですね。

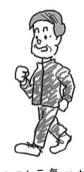

とても元気です

ステージ B

　ステージ B は、心臓に異常がありますが自覚症状はありません。心臓が肥大したり心拍出量が低下してきます。

　心筋梗塞、不整脈、心臓弁膜症、心筋症などを発症しています。

　まだ胸痛や息切れなどの心不全の症状はありません。

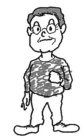

病気がかくれています

ステージ C

　心不全がある程度進んで、息切れやむくみなどの症状が現れてきます。

　ここで初めて心不全と診断される人が少なくないです。

　心不全を根本的に治すことは難しいですが、薬を使って症状を改善します。人によっては入退院を繰り返します。

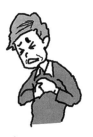

症状があります

ステージ D

心不全が進行して治療に
抵抗します。食べれなくな
り、徐々に体力が落ちてい
きます。

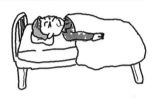

寝たり起きたり

終末期

慢性心不全の終末には積極的な治療をしません。

- 緩和治療
- 在宅治療
- 患者さんの希望をよく聴きその人にあったケア
  をしましょう。

心不全のまとめ

慢性心不全は一人ひとり経過が違います。やれるこ
とも違います。

末期になってから慌てないように、今からやれるこ
とを考えましょう。

【まず、健康なときにやること】

- ご両親のどちらかが高血圧か糖尿病であれば体質は遺伝しますので、若いうちから塩分や糖分を控え、積極的に運動しましょう。
- いくら学校が大変、仕事が大変でも、規則正しい生活、ストレスと過労を避けましょう。

【ステージ A、B になったら】

- 生活習慣を改めましょう。
- 高血圧、糖尿病、脂質異常症をしっかり治療しましょう。

【ステージ C になったら】

- 専門医にかかって適正な治療を受けましょう。

【ステージ D では】

- 介護サービスの利用、家族の協力をお願いします。

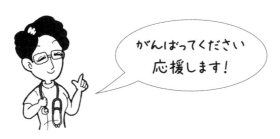

がんばってください
応援します！

第4部 何をしたらよいでしょう

第18章 心臓病を予防する食事

心臓病の家系で心配です

● 心臓病が心配な患者Ⓐさん

患者Ⓐ 先生、うちは心臓病の家系です。祖父が心臓病で早く他界したと聞いていますし、父が今の私の年に心筋梗塞になりました。

今から心臓病にならないようにするには、どうしたらよいでしょうか？

医　師 **心臓病を予防するためにやることはたくさんあります。**

まず、何といっても食事に気を付けましょう。

患者Ⓐ 心臓によいものは何ですか？

玉葱ですか？　モロヘイヤ？

医　師 **心臓病にならない特別な食べ物はないです。肉より魚を摂り、脂こいものを避け、野菜をたくさん摂り、バランスよい食事をしてください。**

患者Ⓐ それだけですか？　テレビや雑誌でいろいろなサプリを宣伝していますが、取り寄せたほうがよいでしょうか？

医　師 **いいえ、そんな特別なものを摂らなくてよいと思います。**

心筋梗塞の危険因子は、糖尿病や高血圧や高脂血症です。

まず、そういう病気にならないようにすることが肝心です。

患者Ⓐ　……とおっしゃると。

医　師　原則的に、腹八分に食べて、飲酒を控え、間食や夜食をしないようにしましょう。

また、血圧を上げないために塩分を控えましょう。

患者Ⓐ　はあ……。と、いうことは、ごく当たり前のことをするんですね。

医　師　そのとおりです。基本の基本が大切です。

毎日規則正しくバランスよく食べることが心臓病の予防になります。

がんばってください。

心筋梗塞で入院しました

● 退院され報告に来られた患者Bさん

患者B 　先生、やっと退院できました。

　　　　　無事に生還しました（笑）。

医　師 　**それはおめでとうございます。**

患者B 　担当の先生からお手紙をもらってきました。

医　師 　**（入院中の治療経過の報告を読んだ後で）順調でなによりです。**

　　　　　今後はこちらで薬を出します。

患者B 　あー、やっと自由になりました。

　　　　　よかったです。

医　師 　**病院で自宅に帰ってからの生活指導はありましたか？**

Bの妻 　はい、食事の話を聞いてきました。

　　　　　再発しないために何を食べたらよいか栄養士さんにしっかり聞いてきました。

　　　　　何を、どれくらい摂るか、とか詳しく教えていただきました。

患者B 　入院食は美味くなかった。あんなの毎日食べれないよ。

Bの妻 　こんな調子です。……いうことを聞かないで

困ります。

医　師　困りましたね。旦那さまは美味しいものが食べたいのですね。

患者Ⓑ　そうです！　ずっと働いてきたので、食べ物くらい自分の好きにしたいです。

Ⓑの妻　先生、主人は偏食なので食事の支度が大変です。

わがままで、ブロッコリーもトマトもピーマンも食べないんです。

医　師　そうですか。緑黄色野菜が少ないようですね。

患者Ⓑ　（話を中断して、妻に向かって）おまえは細かいんだよ。

先生は忙しいんだから、もうその話はやめて……。

医　師　いえいえ、そうおっしゃらずに、何でもいってください。

（食事の話が続く）

心臓病を予防する食事とは

　心臓病を予防するためには毎日の食事が一番大切です。「これを摂ればたちどころに心臓病が治る」というような特別な食べ物はありません。

　1日3回、規則的に健康的な食事を摂りましょう。難しいことはひとつもありません。食事療法の基本はこの4つです。

＜食事療法の基本＞

　① バランスよく食べる

　② カロリーの高いものを摂らない

　③ 質の悪い脂肪を摂らない

　④ 塩分を控える

① バランスよく食べる

　食事療法で一番大切なのは、栄養のバランスを考える、ということです。

　主食・主菜・副菜の組み合わせが基本になります。主食は体を動かすエネルギーになる炭水化物です。

　主菜は、体を作るたんぱく質や脂質です。副菜は、

体の調子を整えるビタミンやミネラルです。

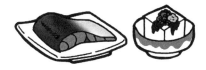

主菜:魚、大豆製品、肉、卵など

主食:ご飯、パンなど　　副菜:野菜類、海藻、きのこなど

＜長続きするために＞

　食事療法は毎日のことです。理屈は分かっても健康食を長く続けるのは難しいです。

　何を食べるか、どう食べるか、自分なりに研究してはいかがでしょうか。例えば、

食べ方	・ゆっくり噛み、味わって食べる
	・野菜から食べてお腹をいっぱいにする
タブー	・間食をしない
	・外食をしない
	・夕食が遅くならないようにする

心理面　・旬を意識したり、彩りのよい食卓にする

　　　　・ボリュームなくても、目先をかえて楽しむ

　　　　・よくやったー、と自分をほめる

　　　　　　　　　　　　　　　　　　など。

② カロリーの高いものを摂らない

　肥満は心臓病の大敵です。2型の肥満の糖尿病の人はいうまでもなく、メタボリック症候群といわれた人はカロリーが高いものを摂らないようにしましょう。それにはどうしたらよいでしょうか。

・炭水化物を控える

・白米より小麦・玄米・雑穀を摂る

・イモ類や果物は糖質が多いので控える

・甘い物を摂らない

・油を使った料理を控える

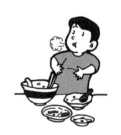

食べすぎはダメ！

＜計算式でカロリー計算＞

　自分が１日に何カロリー摂取したらよいか知っていますか？

　１日のカロリーの計算方法は、以下のようです。まず標準体重を計算します。

　標準体重＝身長(m)×身長(m)× 22、例えば身長150cmの場合は、1.5 × 1.5 × 22 ＝ 49.5kgが標準体重です。

　そして標準体重から労働量に応じて１日の必要カロリーを算出します。

　例えば上記の身長で普通生活の人は、標準体重を30倍し 49.5 × 30=1,485kcal が１日に必要なカロリーです。

＜表で簡単に見る＞

　次ページの表は１日の摂取カロリーの目安です。（身長は考慮せず）性別と年齢と身体活動レベルで摂取カロリーを表示しています。

　デスクワークなどで身体活動レベルが低い人（I）、普通の身体活動の人（II）、よく体を使う人（III）で分けています。

身体活動レベル別1日摂取カロリー

性　別	男　性			女　性		
身体活動レベル	I	II	III	I	II	III
0〜5（月）	—	550	—	—	500	—
6〜8（月）	—	650	—	—	600	—
9〜11（月）	—	700	—	—	650	—
1〜2（歳）	—	1,000	—	—	900	—
3〜5（歳）	—	1,300	—	—	1,250	—
6〜7（歳）	1,350	1,550	1,700	1,250	1,450	1,650
8〜9（歳）	1,600	1,800	2,050	1,500	1,700	1,900
10〜11（歳）	1,950	2,250	2,500	1,750	2,000	2,550
12〜14（歳）	2,200	2,500	2,750	2,000	2,250	2,550
15〜17（歳）	2,450	2,750	3,100	2,000	2,250	2,500
18〜29（歳）	2,250	2,650	3,000	1,700	1,950	2,250
30〜49（歳）	2,300	2,650	3,050	1,750	2,000	2,300
50〜69（歳）	2,100	2,450	2,800	1,650	1,950	2,200
70以上（歳）	1,850	2,200	2,500	1,450	1,700	2,000
妊婦（付加量）初期				50	50	50
中期				250	250	250
末期				450	450	450
授乳期（付加量）				350	350	350

（出典：厚生労働省）

　例えば、60歳で静かな生活をしている女性は1日の摂取カロリーは1,650kcalですが、同年齢で重労働している男性は2,800kcalです。こんなに違うのです。

　自分の生活にあてはめてみてください。日ごろ食べている量は足りないですか？　食べ過ぎていますか？

③ 質の悪い脂肪を摂らない

　脂肪を摂りすぎると体重が増えます。肉類を控え、てんぷらやフライなどの揚げ物は少量で我慢しましょう。

　また、質の悪い脂肪を摂ると動脈硬化が進みます。体によくない脂肪は、飽和脂肪酸（ほうわしぼうさん）とトランス脂肪酸です。

＜飽和脂肪酸＞

　飽和脂肪酸は動物性脂肪に多く含まれます。脂身（あぶらみ）の多い肉やベーコン、チーズやバター、生クリームなどの乳製品です。

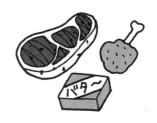

＜トランス脂肪酸＞

　マーガリンやショートニングにトランス脂肪酸が含まれます。例えばパンや、ケーキ、クッキーの材料などに使われています。

　加工食品にも入っていますので知らないで摂っていることもあります。

昔の食事指導で禁止されていたもの

・卵、イカ、タコなどは以前の食事指導では禁止されていましたが、2015年の学会の見直しで制限がなくなりました。

・卵は良質の蛋白質でビタミンが豊富です。１日１個食べれます。

高齢者は肉を積極的に摂取

70歳以上の日本人の５人に１人は栄養失調といわれています。高齢で痩せている人は、極端な食事制限をしないでください。肉を摂らないと筋力が落ちますので、質のよい肉を適度に食べて体力をつけましょう。

④ 塩分を控える

塩分をたくさん摂ると血圧が上がります。心臓病の原因のひとつが高血圧です。

また塩分は腎臓も傷めます。塩を多く摂りすぎる日本人には「塩は毒だ」といっても過言ではないです。

＜塩分の多いもの＞

調味料　：食塩、味噌、醤油、ケチャップなど

料理　　：漬物、梅干、干物、麺類の汁など

加工食品：かまぼこ、ハム、ベーコンなど

嗜好食品：ポテトチップ、せんべいなど

　高血圧や腎臓病で治療している人に限らず、健康な人も心臓病を予防するために、塩分は１日６ｇ以下にしましょう。

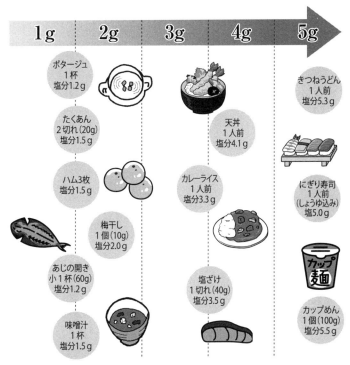

1g	2g	3g	4g	5g

ポタージュ
1杯
塩分1.2ｇ

たくあん
2切れ(20g)
塩分1.5ｇ

ハム3枚
塩分1.5ｇ

あじの開き
小１杯(60g)
塩分1.2ｇ

梅干し
1個(10g)
塩分2.0ｇ

味噌汁
1杯
塩分1.5ｇ

天丼
1人前
塩分4.1ｇ

カレーライス
1人前
塩分3.3ｇ

塩ざけ
1切れ(40g)
塩分3.5ｇ

きつねうどん
1人前
塩分5.3ｇ

にぎり寿司
1人前
(しょうゆ込み)
塩分5.0ｇ

カップめん
1個(100g)
塩分5.5ｇ

（出典：日本高血圧学会「さあ、減塩！減塩委員会から一般のみなさんへ」「減塩のコツと塩分の多い食品・料理」より作成）

＜具体的には＞

・外食を控える

・煮物に味をつけない

・買物の段階で塩分含有量をチェックする

・麺類は汁を残す

・食卓に調味料を置かない

などなど

お勧めの食材

あれも食べちゃだめ、これも摂っちゃだめ、では困りますね。

どんな食べ物が心臓病によいのでしょうか。医師が勧める食材は、青魚、大豆製品、野菜と海藻です。

＜青背の魚＞

魚肉類は体によい不飽和脂肪酸が多く含まれます。特に青魚には、DHA や EPA などが豊富です。

サバ、サンマ、イワシ、アジなどの青魚をお勧めします。

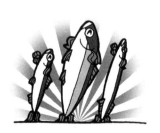

＜大豆製品＞

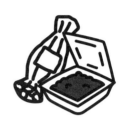

　大豆製品は低脂肪で高蛋白質です。１日１回必ず食べましょう。

　豆腐やおからもよいですが、納豆のナットウキナーゼは血栓を溶かす作用もあるので、血液の流れをよくする効果があります。納豆を積極的に摂りましょう。

　ただし、血液をサラサラにする「ワーファリン」を服薬している人は血液を固めてしまうので納豆を摂ってはいけません。

＜野菜と海藻＞

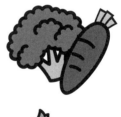

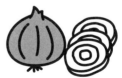

・野菜は低カロリーで、ビタミンA.C.Eが豊富です。また、カリウムなどのミネラルも含み高血圧症や心臓病の予防に役立ちます。

・野菜の食物繊維はコレステロールや血糖を下げる効果があります。カロリーの高い芋類や根菜は控え、レタス、小松菜、白菜、ほうれん

草などの葉物野菜をたくさん摂りましょう。

・きのこや海藻はカロリーゼロ
です。野菜も海藻もお腹が膨
れるので、食後に満腹感があ
ります。わかめ、昆布、ひじ
き、のり、などいろいろな食
材を取り入れましょう。

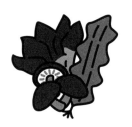

ただし、野菜と海藻にはカリウムが多く含まれてい
ます。血液中のカリウムが異常に上がると心臓によく
ないです。

健康な人には制限がありませんが、進行した腎臓病
の人はカリウムを控えましょう。カリウムを減らして
食物繊維を摂るために、野菜の茹でこぼしで調理する
ことをお勧めします。

第19章 何を食べたらよいでしょうか？

著者は日々の診療で30年間にわたり食事指導をしてきました。クリニックで患者さんの生の声をたくさん聴いています。それは、このようなものです。

- 美味しいものが食べたい。まずいものは食べたくない。
- こころいくまで食べたい！　飲みたい！！
- 食事療法の理屈は分かるが、メンタルが弱いので誘惑に勝てない。好きなものをやめられない。
- 食欲は人間の本能だし、その誘惑には勝てるはずがない。
- 我慢するのは不自然だし、イライラするとかえって体によくない。食べたいものを我慢するなら死んだほうがまし。何のために生きているのか分からない。

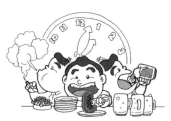

　しかし、自分の健康のためです。病気をしてからでは遅いです。愛する家族のためにも食事に対して考え直しましょう。以下の質疑応答を参考にしてください。

「何を食べたらよいでしょうか?」の質問に答えます

Q 私は田舎の出身なのでしょっぱいものが好きです。

昔からおしんこを自分で作っています。

人にあげて喜ばれるので、おしんこ作りが私の生きがいです。

A **塩分の多い食物は美味しいですね。おしんこは薄味で作ってください。**

漬物を多少食べても、1日の塩分を6g以下におさえればよいわけですから、醤油やソースをかけないなどの他の努力をして1日の総量で考えましょう。

Q 私は糖尿病を治療しています。

昔からお腹いっぱい食べないと気がすみません。

医師にはご飯は茶碗1杯だけ、といわれていますが女房に、ご飯のお代わりを拒否されるとムカッとします。

A 糖尿病は自覚症状がありません。
今は元気でも、将来網膜症や腎症などの余病で
苦しまないためにがんばりましょう。
少食の習慣が身に着くと腹八分目でも満足でき
るようになります。

Q ダイエットしなければならないのは分かってい
ても、ついたくさん食べて後で後悔してます。
どうしたらお腹がいっぱいになるんでしょう。

A キノコ類やこんにゃく類はカロリーが少なくて
ボリュームがあります。
そういう食品を取り込んではいかがでしょ
うか。
上手にアレンジすれば美味しく食べられます。

Q 私は昔から甘い物が大好きです。
太るからダメと、分かっていても毎日おやつに
何かしら甘い物を摂ります。
やめなきゃ、と思っていますがやめられないで
困っています。

A 人間は疲れると甘い物が欲しくなります。

甘い物は心を癒すからです。

でも、それは一時的な感情で、甘い物の害は大きいです。

今日から思い切ってスパッとやめましょう。

甘い物はもう買わないとか、目につくところに置かないとか、甘い物を見ないなどの工夫をしましょう。

Q 私はこってりしたものが好きです。

天ぷら、カツ、ハンバーグ、ウナギなどをよく食べます。

料理は簡単だし、お腹一杯になるし、なにしろ元気が出ます。

スーパーでできあいのものを買ったり、家族と美味しいお店に食べに行ったりします。

A 血糖も血圧もコレステロールも上がるものばかりですね。糖尿病、高血圧、脂質異常症などの基礎疾患をもっている人には勧めれないです。御馳走を食べる楽しみは、お誕生日かお祝いの日にして、しょっちゅう摂らないようにしま

しょう。

Q 私は「食べ物を残してはいけない」と親にいわれて育ちました。残せば作った人に悪いし、もったいないので全部食べます。
エコロジー的にも食べ物を捨てるのに抵抗があります。

A 残して捨てるのではなく、必要最低限の食事を用意するようにしましょう。
家で食べる場合は、事前に料理する人にたくさん作らないように頼んだり、自分だけ小皿で出してもらいましょう。
外食の場合は、「ご飯は小盛で」とか「肉は半切れで」とか注文してはいかでしょうか。

Q 私は独身です。自分で料理は作らないので、どうしても外食が多くなります。外で何を食べたらよいでしょうか?

A まず入るお店を選びましょう。洋食のお店より和食のお店にしましょう。

そして、カツ丼や天丼のような単品のお店より定食を出してくれるお店に入りましょう。

内容的にも、肉より魚を、揚げ物より煮物を、主食が少なく野菜が多いメニューを注文しましょう。

Q ラーメンが大好きです。昼でも夜でも、どこに行ってもラーメン屋に寄ります。

「あそこのラーメンがうまい」などという噂を聞くと飛んで行きます。

A ラーメンは塩分が多いことと栄養バランスが悪いのでお勧めしません。特に血圧が高い人はラーメンは食べないほうがよいです。

つゆを残せばよい、という考え方もありますが、つゆを飲まなくとも麺や薬味で1日の半分くらいの塩分は摂りますのでご注意ください。

Q 「炭水化物を摂ってはいけない」とよく聞きます。

日本はお米の国なのに、美味しいご飯を食べてはいけないのですか?

A ご飯でもパンでも炭水化物を多く摂ると、体重が増加したり糖尿病を悪くしたりします。

カロリー制限されている人は炭水化物を控えめに摂りましょう。そうはいっても全く摂らないのも問題があります。

炭水化物はエネルギー源ですので、その人の運動量に合わせて適量を摂りましょう。

Q 心臓病の予防に肉より魚がよいと聞いています。ところが最近、「年寄りはもっと肉を摂れ」といわれます。どっちが本当ですか？

A どちらも本当です。良質なたんぱく質を摂ることは体に必要なことです。１日のうちで肉、魚、大豆製品を均等に摂りましょう。

年をとると肉を食べなくなるので栄養不良になります。肉類を意識的に摂るようにしましょう。

Q 私は毎朝納豆を食べています。

心臓病の薬を飲んでいる人は納豆を食べてはいけないと聞きました。本当ですか？

A よく誤解されるのですが、「ワーファリン」を
飲んでいる人だけ納豆の制限があります。
他の薬を飲んでいる人は制限がありません。
名前が似ている「バファリン」を飲んでいる人
も大丈夫です。
納豆は健康によいのでどなたにもお勧めです。

Q うちの子供はファストフードが大好きでよく行
きます。将来心臓病になるのではないかと心配
です。行かせないほうがよいでしょうか?

A 子供さんが何を注文するか分かりませんが、ハ
ンバーガー、ポテトチップス、ソフトドリンク
などはカロリーが高くバランスがよくないので
栄養学的によいとはいえません。
またファストフードは添加物やトランス脂肪酸
を多く使っているとも聞きますので動脈硬化を
促進する可能性があります。
回数を減らしはいかがでしょうか。

Q 私の周りの人はサプリメントを摂っています。
私も勧められています。偏食してもサプリメン

トで補えばよいのではないですか？

A サプリメントがブームですね。次から次へと新しい商品が出て消費者を惑わしていますが、一言でいえば勧められるものはひとつもありません。
サプリは効かないばかりでなく、飲みすぎて体を壊している人もいます。
サプリメントに頼らず食事でよい栄養を摂ってください。

Q 私は心臓病で入院しました。退院したら何を食べたらよいですか？

A これを食べれば心臓病が治る、という特別なものはありません。
心臓病の再発を予防するために、肥満や糖尿病の人はカロリーを抑えて、高血圧の人は塩分を控えて、脂質異常症の人は脂肪の多いものを減らしてバランスよく食事をしてください。
食事療法の基本に忠実に、毎日コツコツやってください。

第20章 心臓病を予防する運動

外に出よう!

● 患者Ⓐさんとの会話

患者Ⓐ　先生、健康のために運動しなければならない
　　　　ことは分かっていますが、外は暑いし、雨も
　　　　よく降るし、その上コロナで、外に出るのが
　　　　怖くて全然運動ができません。

医　師　そうですか、困りましたね。
　　　　そうすると、毎日ずっと家にいらっしゃるの
　　　　ですか?

患者Ⓐ　はい、ほとんどこもっています。
　　　　よほど用がなければ外に出ないです。

医　師　家で何をしていますか?

患者Ⓐ　特別何もしていません。
　　　　暇なのでテレビを見たり新聞を読んだりして
　　　　あっという間に1日が終わります。

医　師　その生活はよくないですよ。
　　　　運動しないと筋力が落ちるし、食べる量が同
　　　　じなら確実に太りますよ。

患者Ⓐ　はい、もう3kgも太ってこんなにお腹が出て
　　　　困っています。(腹をたたく)ポン!

医　師　(検査結果を見て)それに、今月の HbA1c は ^{ヘモグロビンエーワンシー}

　　　　９％です。

　　　　糖尿病のコントロールが悪いです。

患者Ⓐ　糖尿病が悪くなったのは運動不足が原因で
　　　　す。分かってます。

　　　　でもこんな時期（真夏）に他の人はどうして
　　　　いますか？

医　師　そうですね。涼しい早朝や日が暮れた頃に散
　　　　歩するとか、雨の晴れ間に外出するとか、い
　　　　ろいろ工夫していますよ。

　　　　外に出なくても家のことを手伝うとか、廊下
　　　　を行ったり来たりするとかしてます。

患者Ⓐ　そうなのか。皆がんばってるのか……。

　　　　心臓病でもう入院したくない。

　　　　私もやってみよう！

テレワークの弊害

患者Ⓑ　先生、コロナで仕事が在宅になって、みるみ
　　　　る体重が増えてきました。

医　師　なんとかしないといけませんね。
　　　　Bさんに限らず、このところそういう相談が
　　　　多いです。
　　　　パソコンの前に座ってばかりいるのは健康に
　　　　よくないですね。

患者Ⓑ　テレワークと聞いたときは、会社往復の時間
　　　　が有効に利用できる、何か始めよう、と思っ
　　　　ていたのですが、結局何もしないで運動不足
　　　　になってます。

医　師　これまで通勤が役に立っていたことを認識し
　　　　ましたね。

患者Ⓑ　はい、今まで特別な運動をしていなかったけ
　　　　ど、体重が増えなかったのは、家から駅まで
　　　　歩いていたからですね。

医　師　これから外に出て歩きましょう。

患者Ⓑ　先生、質問です。今のところ体調は悪くない
　　　　のでこのまま運動なんかしなくてもいいので

はないですか？

医　師　とんでもない！　人間は他の動物と同じで動
　　　　かなければならないです。
　　　　じっとしているのは体に毒です。

患者Ⓑ　やっぱりだめですか……。

医　師　体を動かす人は、心臓病の発症率が少ないこ
　　　　とを知ってますか？

患者Ⓑ　本当ですか？

医　師　はい。心臓病だけでなく、癌の発症率も少な
　　　　いです。
　　　　つまり、運動すると寿命が長くなるというこ
　　　　とです。
　　　　がんばってください。

心臓病を予防する運動とは

　運動している人はしていない人より健康で長生きです。ある研究では運動した人としない人の死亡リスクを調べ、運動量に比例して死亡の割合が少なかったということです。当然なことながら、心臓病による死亡率も運動した人が低く、運動が心臓病を予防するのに役立っていることを証明しました。

　とはいっても、いつ、何処で、何をしたらよいか分からない、という声をよく聞きます。運動のやり方は一律ではなく一人ひとり違います。その人にあった運動が必要です。健康な人は将来に向けてしっかりやってください。心臓病の治療をしている人は医師の指示にしたがって安全に無理なく運動しましょう。

　また心臓病の危険因子となる糖尿病や高血圧症などの基礎疾患を持っている人は、その病気を悪化させないような方法で地道に運動しましょう。

健康な人の運動

　若いうちからよく運動すると、肥満や糖尿病、高血圧症、脂質異常症などを未然に防げます。それだけで

なく骨も丈夫になります。うつ病も予防します。

　運動は気分転換にもなって心臓病以外のいろいろな病気を予防します。大いに運動しましょう。

＜有酸素運動をしよう＞

　将来の心臓病の予防には、ウォーキング、サイクリング、ゆったり泳ぐ水泳などの全身の運動がお勧めです。有酸素運動といいます。運動で酸素が全身に行き渡ります。

有酸素運動の種類

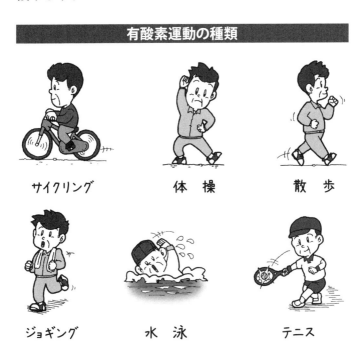

サイクリング　　　　体　操　　　　散　歩

ジョギング　　　　水　泳　　　　テニス

＜どれくらいしたらよいか＞

　厚生労働省の「健康づくりのための身体活動基準2013」では、18歳から64歳の人は、中くらいの身体活動を1日1時間することが勧められています。さらに、汗をかくような運動を週に1時間行いましょう。

　運動強度が強いほど短時間で運動の効果があります。例えば10分走れば20分間歩くのと同じ運動量になります。

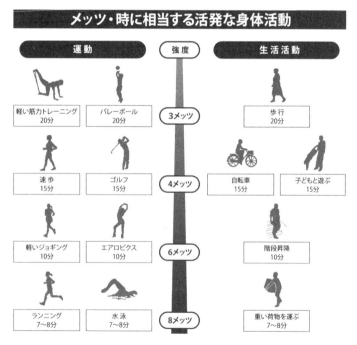

メッツ・時に相当する活発な身体活動

運動	強度	生活活動
軽い筋力トレーニング 20分／バレーボール 20分	3メッツ	歩行 20分
速歩 15分／ゴルフ 15分	4メッツ	自転車 15分／子どもと遊ぶ 15分
軽いジョギング 10分／エアロビクス 10分	6メッツ	階段昇降 10分
ランニング 7〜8分／水泳 7〜8分	8メッツ	重い荷物を運ぶ 7〜8分

（出典：厚生労働省「健康づくりのための運動指針2013年」より）

高齢者の運動

　65歳以上の高齢者は、1日40分の身体活動を行うことをお勧めします。激しい運動は危険な場合もありますので、弱い安全な運動をしましょう。

　運動といわなくてもちょっと散歩をするとか庭仕事のような身体活動でもよいです。

　有酸素運動をしましょう。ストレッチ体操もしましょう。本人にあった筋トレもお勧めですが、腕立て伏せのようなふんばる運動つまり無酸素運動は心臓に負担がかかるのでお勧めできません。

　隣の人と話ができる程度の、息がきれない程度の散歩をしましょう。

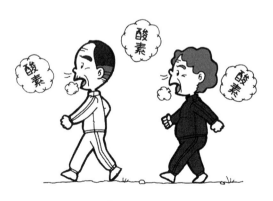

歩きましょう！

＜運動が好きでない人に＞

　もともと運動が好きな人はよいですが、苦手な人はこのようなことをしてはいかがでしょうか？　日常生活の中に運動の代用となるものがあります。

　外で、

- ・自動車をやめて、徒歩や自転車にする
- ・犬の散歩や買物で頻繁に外出する
- ・エレベーターを使わず階段を使う
- ・用事を作って友人に会いに行く、家族と出掛ける

　自宅でも、

- ・洗濯や掃除や、ガーデニングなどをする
- ・テレビを見ていても、椅子に腰かけて足を上げたりペットボトルを持ち上げたりする。

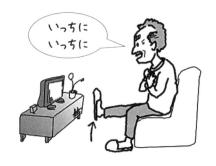

＜運動で注意すること＞

運動が心臓病によいといっても、季節や時間帯など
をよく考えてやらないと逆効果のことがあります。

以下の場合は運動を勧められません。

- ・朝、目が覚めてすぐ
- ・夏の暑い時期、冬の寒い時期
- ・睡眠不足や二日酔いなど体調がすぐれないとき
- ・糖尿病の人は低血糖のとき
- ・高血圧の人は血圧が高いとき

また、運動に出かける前の準備運動と、帰ってきて
からのクールダウンをお忘れなく。

基礎疾患を持つ人の運動

＜糖尿病の人＞

糖尿病の人は積極的に運動してください。運動する
と、インスリンの効き目がよくなり、血糖値が下がり
ます。

有酸素運動は、最高心拍数の 50 〜 70％の中強度の
運動がよいとされています。自覚症状としては「楽で
ある」と感じる程度の運動です。20 〜 60 分間を、週
に 3 〜 5 回行いましょう。

有酸素運動に加え、筋肉トレーニングも行いましょう。軽い負荷で、10〜15回、1〜3セットを、週に2〜3回行いましょう。

＜肥満・メタボリック症候群の人＞

　運動で脂肪を燃焼し体重を減らしましょう。有酸素運動だけでなく、筋力トレーニングとストレッチを併用しましょう。

　運動の消費エネルギーは性別と体重と運動の強さで違います。

　例えば、痩せた女性のデスクワークの消費エネルギーはわずか116kcalですが、体重が75kgの男性が1時間ジョギングすると650kcalも消費します。

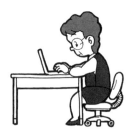

私は、116カロリー
しか消費しない

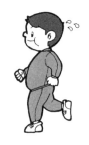

僕は、650カロリーだ

運動のやり方は、その人の体の状況で違います。糖尿病や高血圧の基礎疾患があるかないか、腰痛や膝の変形があるかないかなどでも違います。

何も問題がない人は最高心拍数80％の強度の運動を毎日1時間してください。

＜高血圧の人＞

高血圧の治療のひとつとして運動をお勧めします。

有酸素運動をすると交感神経の緊張がとれ血管が拡張して血圧は下がります。

また、筋力トレーニングは腰や肩の症状を改善し寝たきりを防止します。

有酸素運動は、最高心拍数の50〜60％の中等度の運動がよいとされています。

自覚症状としては「楽な運動」です。30分間を週に3〜5回行いましょう。

筋肉トレーニングは負荷のかからない重さで10〜15回、1〜2セットを、週に2〜3回行いましょう。

＜脂質異常症の人＞

運動で善玉コレステロールが上がり、悪玉コレステロールと中性脂肪が下がります。

その結果、動脈硬化を予防し狭心症や心筋梗塞などの冠動脈の病気を予防します。

　運動によって血流がよくなりますので他の心臓病にもよい影響があります。

心臓病の人の運動

　以前は心不全の人は安静第一で、運動を禁止されていましたが、最近、慢性心不全の患者さんに運動をさせると、心機能が改善したり、病気の再発が減ったりする、などのよい効果が証明されました。

　病状が安定していれば心不全の人でも適度な運動が勧められます。主治医に相談しながら、各自の病状にあった運動をしましょう。

　適度な運動により心臓の病気の進行を遅らせることが分かってきました。しかし、心臓病は一人ひとり病状が違います。

　まず、急性期と慢性期で違います。心筋梗塞の発症直後は安静を必要とします。

　治療が終了した後はエルゴメーターなどで負荷をかけて医師に運動処方箋を出してもらい運動を開始します。

脳卒中と同様に、心臓病にもリハビリテーションがあります。

心臓病リハビリテーション指導士ついて運動しましょう。

よくある会話
〈5〉　とても多い質問です

患者さん：私は運動してもよいでしょうか？

医　　師：もちろんです。ただし、体調の悪い日はやめてください。

＜運動してはいけない場合＞

息切れ、胸痛、むくんできた、など心不全の兆候が出てきたら運動をやめて病院で診てもらいましょう。

また、以下のような理由でドクターストップがかかっている場合は運動はできません。主治医とよく相談してください。

① 高度の大動脈弁疾患、肥大型心筋症などの心疾患

② 心筋梗塞発症直後、不安定狭心症など

③ 不整脈がよく出る場合

④ コントロールの悪い糖尿病や高血圧、体調不良時

など

第21章

どう運動したらよいでしょうか?

当院では食事の指導と同様に、運動の指導も積極的
に行っています。しかし、運動ができない人、運動を
したくない人、運動が長続きしない人が少なくないで
す。

　そういう患者さんの生の意見は、

- 忙しくて運動する時間がない。
  その時間がもったいない！
- 本を読んだりパソコンしているのが性に合って
  いる。
- 家でのんびりしているのが好き。
  体を休めたい！
- 運動すると疲れる。
  あとで筋肉痛になるのも嫌。
- 膝や腰が悪いので、しようと思ってもできな
  い。
- そもそも運動が大嫌い！
  自分の人生、無理して何になる！！

などですが……

「どう運動したらよいでしょうか?」の質問に答えます

Q 私は糖尿病で運動しなさい、といわれていますが、どうも運動が苦手です。
何度もやってみたのですが三日坊主で長続きしません。どうしたらよいですか?

A 好きなことは継続できますが、人の話を聞いたり医師に勧められ嫌々ながら始めた運動はやめてしまうものです。
自分にあっていること、簡単にやれること、などの条件がそろっていないと運動は長続きしません。自分にあった運動は何かよく考えて始めてください。

Q どんな運動をどれくらいしたらよいのですか?
目安を教えてください。

A 年齢や体の状態にもよりますが、無理のないちょっと汗ばむ程度の運動を定期的にしてください。

高齢者であればウォーキングを 1 日30分以上、週に 3 回してください。万歩計でいうと8,000歩が目安です。

Q そんなものでよいのですか？
若い人の場合はどうですか？

A 若い人はさらに多く運動してください。運動に限らず毎日 1 時間以上は体を使いましょう。
その上、週に 1 時間以上はジョギングや好きなスポーツをしてください。

Q 先生のところに通っている患者さんはどんなことをしていますか？

A ウォーキングが一番多いですね。また、ジムに行ってバイクに乗っている人、外でゴルフやテニスをしている人も少なくないです。

Q 私は年をとったので、膝も腰も悪くなって運動なんかできません。

A 膝の悪い方は水中ウォーキングなど膝に負担のかからない運動を、腰の悪い方にはストレッチ体操がお勧めです。

Q 運動どころか、すぐ近くのスーパーに行くのが精いっぱいです。

A スーパーに行けるのなら、休み休みでもよいですから、小刻みに何回も買物に行ってはいかがですか。
朝10分、昼10分、夜10分で1日合計30分になります。

Q 転倒が心配で、外に出て運動するのが怖いです。私のような年寄りはどうしていますか？

A デイサービスを利用している人が多いです。
デイサービスでは室内で体操したり、マシンを使って安全に筋肉トレーニングをしています。
看護師と指導員がついているので心配なく運動ができます。

Q デイサービスはどうやって申し込むのですか?

A 市役所か地域の包括支援センターに問い合わせてください。
介護保険を申請し認定がおりればいろいろなサービスを受けられます。

Q 心臓病の人は安静にしたほうがよいのではないですか?

A いいえ、そういわれたのは昔のことです。今は運動が治療のひとつとして認識され積極的に行われています。ただ病状によっては安静を強いられることもあります。
心臓病で治療中の人は病状が安定していて医師の許可があればどんどんやってください。

Q 夏は暑いし、冬は寒いです。運動は心臓に悪くないのですか?

A 真夏のすごく暑い時期と冬の寒い時期は運動を控えてください。

夏は早朝の涼しいとき、冬は日が昇って暖かい時間に運動しましょう。

Q 運動すると血圧が上がるのではないですか？高血圧で薬を飲んでいる人は安静にしたほうがよいのではないですか？

A 運動のやり方にもよりますが、適度な運動は交感神経の緊張をとり血管を拡張し血圧を下げます。運動は血圧の治療に有効です。
ジムで運動前後の血圧を測り、運動した後のほうが血圧が下がっているのを確認している人も少なくないです。
その日の体調が悪くなければ大いに運動しましょう。

Q 運動すると血糖が下がるのですか？

A 運動すると血液中の糖が燃焼されて血糖値が下がります。またインスリンが節約されて膵臓の負担も減ります。
糖尿病の治療に運動はかかせません。

Q 運動して血糖が下がるのをどうやって証明できますか？

A 自宅で簡易血糖測定器で血糖値を測ることができます。運動の前と後で血糖値を見ると分かります。

Q 友達がスーパーの2階にある女性専用の運動教室に通っています。よく誘われますが、私も行ってよいでしょうか。

A とてもよいことだと思います。当院に通院している患者さまでその教室に通っている人が多いです。皆さんとてもお元気です。

Q ゴルフを月に1回行っています。ゴルフ場で倒れた人の話を聞きました。ゴルフは健康によくないのですか？

A 打つ際にとる姿勢（前かがみの姿勢）は心臓に負担をかけますが、コースを歩くことは健康によいです。真夏、真冬は天候に注意し、その日

の体調に気を付けてやりましょう。

Q 週に1回テニスをしています。テニスは心臓に悪くないですか?

A テニスは有酸素運動ですので、全身の血液循環がよくなります。おおいにやってください。
汗をかいたら水分補給を十分にしてください。

Q 私は年もとっていますし、基礎疾患があります。新型コロナが流行してから、家族に「外に出るな」といわれて家に閉じこもっています。

A 感染症も怖いですが、運動不足はもっとよくないです。人がいない所を選んで歩いてはいかがですか。

Q そうはいっても、用がないのにぶらぶら外出したくないです。

A 無理に外に出なくても室内でも運動はできます。ストレッチ、階段の上り下り、スクワット

などあります。

家の床や窓をピカピカに磨き上げたらご家族
に喜ばれますよ。

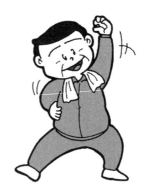

運動大好き！　いっちに、いっちに

第22章 心臓病を予防する生活

何をしたらよいでしょう

● 患者Ⓐさんとの会話

患者Ⓐ 先生、知人が心臓病で倒れました。あんなに元気でバリバリ働いていのに……、救急車で病院に担ぎ込まれ、即入院ですよ。

皆びっくりしています。まさかあの人が！、って。

医　師 心筋梗塞でしたか？

患者Ⓐ はい、そう聞きました。心筋梗塞は突然起きるのですか？

医　師 はい、前ぶれもなく、急に発症します。

患者Ⓐ 何が原因なのですか？

医　師 糖尿病や高血圧などの基礎疾患があると起きやすいです。

思い当たる原因がなくて発症した場合は、お疲れになっていたか、ストレスでしょう。

目に見えない原因が考えられます。

患者Ⓐ えー、ストレスですか？　怖い…。先生、心臓病になりやすい性格があるんですよね。

真面目だといけないと聞いたことがあります。本当ですか？

医　師　一昔前、外国の研究でせっかちで怒りっぽい
　　　　く、競争心が強い「タイプA」の人は心臓病
　　　　になりやすい、という説が話題になりました
　　　　が、日本人で調べたら当てはまらなかったよ
　　　　うですよ。

患者Ⓐ　なんだ、違ってたんだ。ところで血液型のA
　　　　型はどうですか？

医　師　関係ないです。

患者Ⓐ　心臓病にならないためには何に気を付けたら
　　　　よいですか？

医　師　仕事をしすぎて過労にならないのが一番じゃ
　　　　ないでしょうか。
　　　　他には、禁煙、バランスよい食事、規則正し
　　　　い生活でしょう。

90歳で健康である秘訣を教えて

● 患者Ⓑさんとの会話

患者Ⓑ 先生、私はもう90歳になりました。

おかげさまでどこも悪いところがないので助かります。（ニコニコ）

医　師 そうですか、それは何よりです。

ご本人の努力の賜物ですね。

患者Ⓑ いえいえ、丈夫に育ててくれた両親に感謝です。

医　師 こうして1人で通院されて、杖なしでさっさと歩かれ、お顔もつやつやして、お元気そのものですね。

健康の秘訣は何ですか？

患者Ⓑ 特別なことをしていないですけど……。

まあ、昔から食事は腹八分目ですまし、1日1時間以上歩いているのがよいのかな。

医　師 毎日ですか？　それはなかなかできないことです。

いつ頃からウォーキングを始めたのですか？

患者Ⓑ 定年退職してからずっとです。もう30年かな。昔はランニングしてましたが、もう年で

走れなくなりました。最近は歩いてます。

**医　師　誰かにいわれたのでなく自主的にやってい
らっしゃるんですね。**

患者Ⓑ　先生もご存じのように、病気で家で面倒見て
いる家族がいたので、始めは気分転換をかね
ていたのかもしれません。

**医　師　ご家族が入院されてからも続けられているん
ですね。**

患者Ⓑ　はい、家でぐずぐずしているより外に出たほ
うが気持ちがよいですので続いています。
ひと汗かくとスキッとするので、歩くのはや
められないですよ。

医　師　それはよいことですね。

患者Ⓑ　先生、それに運動していると人にいやに褒め
られるのです。
照れくさいですが、それもうれしいんです(笑)。

心臓病を予防する生活とは

　心臓病の予防は食事と運動だけではありません。他にも注意することがたくさんあります。

　タバコを吸わない、ストレスを避ける、寒さに気を付ける、などです。

禁　煙

　タバコは体によくない、ということは誰でも知っていると思います。では、具体的にタバコの何が心臓によくないのでしょうか。

　まず、タバコに含まれるニコチンが交感神経を刺激し血管が収縮します。その結果、血圧が上がります。

　血圧が上がると心臓に負担がかかります。血圧が高いとダイレクトに不整脈を起こしたり、心不全を悪化させたりします。

　また、タバコの煙に入っている一酸化炭素が血液の酸素を運ぶ機能を低下させ、局所的な酸欠状態を作ります。血管の内皮細胞を傷め動脈硬化を促進します。

　動脈硬化がゆっくりと進行して結果的に心筋梗塞や狭心症になります。

スモーカーは非スモーカーと比べ、何倍も心臓病になりやすいです。

　心筋梗塞や狭心症は2〜3倍、突然死は5〜10倍も多い、というびっくりするような統計があります。タバコは明らかに心臓に有害ですのでやめましょう。

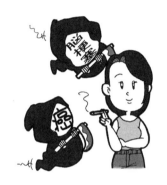
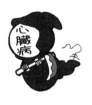

タバコをやめましょう！

ストレス

　仕事や家庭や人間関係などで神経をすり減らして狭心症や心筋梗塞になり入院する例はたくさんあります。

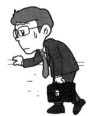

　ストレスは目に見えませんが、ストレスが原因で心臓病になった人は少なくないです。

ストレスはなぜ心臓に悪いのでしょうか。そのメカニズムはこのようです。

脳がストレスを感じる

自律神経系の交感神経が興奮する

アドレナリンやノルアドレナリン量が
血液中に増加する

血管が収縮する

血圧が上昇する、心臓が酸素不足になる

狭心症、心筋梗塞、不整脈になる

心不全になる

仕事でストレスをためないようにしましょう。仕事が負担に感じたら上司や産業医に相談しましょう。

何でも悪化しないうちに対処しましょう。知人に愚痴ってもいいし、カウンセリングもお勧めです。

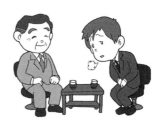

また、自分なりのストレス発散の方法を考えてください。

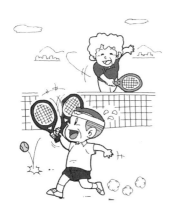

趣味に打ち込む

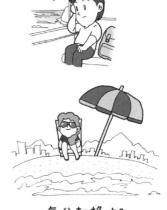

気分転換する

入　浴

　入浴中に心臓病で倒れる人は少なくないです。

　ひとり暮らしで人に気づかれず浴槽で亡くなった方の話なども時々聞きます。夏より冬に亡くなる人が多いです。

　心肺停止（Cardiopulmonary arrest）を CPA と呼びます。

月別CPA発生件数

　度数分布を下グラフに示します。CPA 件数は冬に多く、夏に少ない傾向を示しました。

　最も多い 1 月は 1,759 件で、最も少ない 8 月の 165 件の 10.7 倍でした。

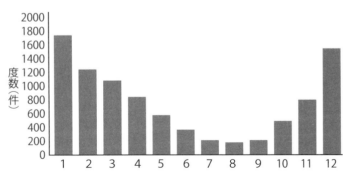

（出典：東京都健康長寿医療センター研究所 高橋龍太郎氏）

寒冷は心臓によくないです。気温が下がると血管が収縮し血圧が上がります。

　風呂場や脱衣所、トイレなどの温度差が大きい所では注意しましょう。

　心臓病の人だけでなく血圧の薬を飲んでいる人は温度調節に気を配ってください。

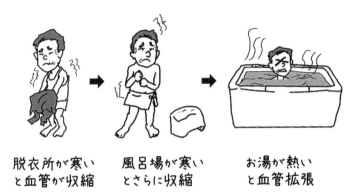

脱衣所が寒い　　　風呂場が寒い　　　お湯が熱い
と血管が収縮　　　とさらに収縮　　　と血管拡張

・風呂の温度は40〜41度の温度で入浴しましょう。

・入浴時間は10分以内にしましょう。

・飲酒して入浴しないでください。

トイレ

　便秘で気張ると心臓に負荷がかかってよくありません。心臓病の人は便秘しないようにしましょう。

血圧が上がって脳出血を起こすこともあります。実際、排便中にトイレで亡くなる人は突然死全体の5％を占めています。

トイレは短時間ですませましょう。便秘の人は医師に下剤を出してもらいスムーズに排便できるように腸の調子を整えましょう。

睡　眠

外国のある調査では、睡眠時間が6時間未満の短い人と、8時間以上の長い人は、心臓病になりやすいです。

その中間の7時間前後がよいといわれています。

また、国内で死亡リスクを調べたところ、4時間未満の人や8時間以上の睡眠をとった人の死亡率は高いということが分かっています。

その他に、睡眠時間5時間以下の人で糖尿病や高血圧が発症しやすいという統計がありますので、6〜7時間の睡眠で基礎疾患が予防できるようです。

ただし睡眠は長さより深さが大切ともいわれています。

量より質が問題かもしれません。

睡眠時無呼吸症候群

睡眠時無呼吸症候群を知っていますか？　夜中に何度も呼吸が止まる病気です。

最近この病気が増えています。無呼吸でよい睡眠がとれないと血圧が上昇し心臓病のリスクが高まります。

夜間の突然死と関連しているともいわれています。

肥満の人や下顎が小さい人は、舌がのどの奥に落ち込み気道をふさぎます。

脳に酸素がいきわたらず昼間すごく眠くなります。

運転中や眠くなるはずのない昼間の時間帯に、異常に眠く感じる人はこの病気を疑い、病院を受診しましょう。

歯科衛生

歯と心臓は密接な関係があります。

感染性心内膜炎（第14章）を起こす原因のひとつは虫歯です。

歯についた菌が血管に入り心内膜炎を発症します。心内膜炎を発症しないように、歯磨きをよくして虫歯を予防しましょう。

また歯科医が処方した抗生物質は途中でやめないで最後まで服用しましょう。

飲　酒

　飲酒については、医師に制限されていない人に限り、適量の飲酒ができます。

　その場合の飲酒の量は、日本酒1合までです。

　赤ワインはポリフェノールが豊富で心臓によいといわれていますが、グラス2杯までです。

　飲みすぎに注意しましょう。

＜飲んではいけない人＞

- ・肝臓が悪い
- ・肥満
- ・糖尿病、高血圧、脂質異常症でコントロールが悪い
- ・その他の理由で医師に禁止されている人

血圧を測りましょう

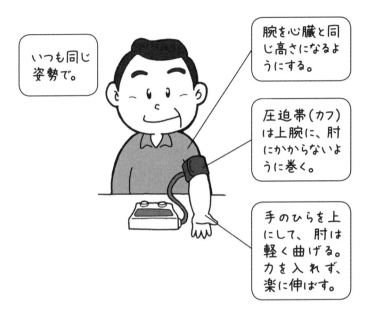

いつも同じ姿勢で。

腕を心臓と同じ高さになるようにする。

圧迫帯（カフ）は上腕に、肘にかからないように巻く。

手のひらを上にして、肘は軽く曲げる。力を入れず、楽に伸ばす。

　血圧は１日のうちでも変動します。

　高血圧の人は毎日朝と晩の２回血圧を測りましょう。

　血圧の管理＝心臓病の予防です！

体重を測りましょう

　肥満と糖尿病の人は毎日体重を測りましょう。

　何を食べたら太ったか、何をしたら痩せたかなどしっかり記録をとりましょう。

　糖尿病は万病のもと。肥っている人は体重を減らしましょう。

　心臓病だけでなく腎不全や脳梗塞を予防できます。

　以上、日常生活を振り返り、心臓病の原因になるものを探って、自分にあてはまるものはないか考えましょう。

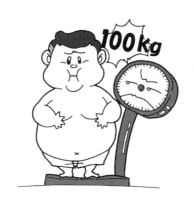

第23章 日常生活を見直す

日常生活を見直すとは

　食事と運動のことについて理解していただきました
でしょうか。

　最後は日常生活について触れて終わりにします。

　心臓病で気を付けていただきたいことがたくさんあ
りますが、患者様の生の声は、

- 分かっていても、なかなかできない。
- 毎日、自分に言い訳してなまけています。

などといわれます。

　努力しようと思っている方だけでなく、全面否定の
方も少なくないです。

　例えば、

- 心臓病なんて自分とは関係ない。
- 私は人に迷惑をかけない。
- 好きなことをして一生終わりたい。
- 自然が一番。そんなに長生きしてどうするの。
  ポックリ死にたい。

　　　　　　　　　　　　……などです。

　しかし、自分の健康のためです。がんばりましょ
う！

「日常生活を見直す」
の質問に答えます

タバコ

Q 心臓に一番悪いことは何ですか？

A 何といってもタバコでしょう。タバコは血管を
収縮し、狭心症や心筋梗塞を誘発します。
喫煙は心臓に最もよくないです。
今タバコを吸っている人はきっぱりやめましょ
う。

Q 電子タバコはどうですか？

A 電子タバコは発癌物質が抑えられていますが、
心臓病によいという証明はないです。
現段階では電子タバコもお勧めしません。

ストレス

Q タバコの次に心臓に悪いのは何ですか？

A ストレスでしょう。ストレスは交感神経を活性化し、アドレナリンを分泌し心臓を直接刺激し、心臓病を悪くします。
また、血管を収縮させ、高血圧になります。

Q ストレスはどうしたらよいでしょうか？

A ストレスの原因は人それぞれ違います。
家族の問題、仕事の問題、人間関係、いろいろありますよね。
ただイライラしているのではなく、原因を冷静に分析し解決策を考えてみましょう。
知人に愚痴ったり、気分転換したり、カウンセリングしたり、自分ひとりでがんばらないで他人の力を借りてもよいでしょう。

Q 私のストレスは仕事場です。でも仕事をしなければ食べていけません。会社に行くのがおっくうですが、行かざるを得ないです。
職場でしょっちゅうミスをして叱られたり、人に迷惑をかけたりして、自分がいやになります。どうしたらいいでしょうか？

A 仕事のことであまり自分を責めないでください。
上司や同僚に相談して負担にならない仕事内容
にしてもらうか、配置転換するか、細く長く続
けられるように工夫してください。
気持ちが鬱になるようなら産業医に相談してく
ださい。

Q 家族のことで悩みが絶えません。
つまらないいい争いなどしたときには、動悸がし
て心臓が止まるのではないかと思うくらいです。

A 家族だから自分の気持ちを分かってもらえると
は限りません。
腹を立てたり気を使ったりします。人間関係は
難しいですね。
無駄に抵抗するより逃避してストレスを発散す
る方法を考えてはいかがでしょうか。
家にいてイライラするようであれば、旅行でも
して気分転換をはかりましょう。

Q 松本先生は何をしてストレスを発散しています
か？

A 私はもっぱらヨガですね。仕事が終わってヨガ
スタジオに行くと1日の疲れが全部とれてリ
セットできます。
ヨガは副交感神経を活性化し心臓の過剰な働き
を抑えるので心臓病の予防になります。

誘惑に負けない

Q 健診でメタボといわれても困るだけです。
何度もダイエットに挑戦しましたが失敗してい
ます。
食べ過ぎはどうしたらやめられますか?

A 太っている人には情緒が不安定な人が多いで
す。食べることで嫌なことを忘れるからです。
分かっているのに腹いっぱい食べる、太る、自
己嫌悪に陥ってまた食べる、の悪循環ですね。
気持ちを入れ替えてこの負の連鎖を断ち切りま
しょう。
朝起きたらその日は何を食べるか予定を立て
る、食事の記録をとる、自分で自分を褒める、
とか工夫してください。

Q 糖尿病が心臓に悪いと聞きました。でも、私は甘い物が大好きでやめられません。

血液検査の結果がいつもよくないです。どうしたらよいでしょうか？

A 知識はあっても実行が伴わないと糖尿病はよくなりません。

糖尿病に限らず肥満や脂質異常症の人には、「ア」がつく以下の３つのものは体に毒です。

　ア 甘い　　ア 油っこい　　ア アルコール

好きなものを目の前にして食べるな、というのは無理なことです。

買物の段階から３つの「ア」を買わない、家に置かない、見ないようにしましょう。

Q 私は田舎生まれ田舎育ちでしょっぱいものが大好きです。

漬物や佃煮がないと食が進みません。

実際、ご飯と沢庵があれば何もいらないです。

A 炭水化物としょっぱいものだけで、おかずのない食事はよくないです。

塩分を摂りすぎると血圧が高くなり、心臓や腎臓によくないので極力減らしてください。

糖尿病、腎臓病、うつ病

Q うつ病で心療内科にかかっています。
何もする気がしません。外出もしません。
動かないので糖尿病がどんどん悪くなり、薬をたくさん飲んでいます。
どうにかならないでしょうか？

A 糖尿病というとマイペースで元気な人が多いと思われがちですが、うつ病の人も少なくありません。
糖尿病になると心を病むことが多いです。
イライラしたり、結果が思わしくないと闘病意欲が沸かなくなります。
自暴自棄で暴飲暴食したりします。
メンタルの治療と並行して内科の治療をしましょう。
心と体を同時に治療しましょう。

Q 腎臓病と心臓病は何か関係がありますか？

A はい、密接な関係があります。腎臓病のほとんどの人が心臓病を合併しています。
どちらも原因として高血圧と糖尿病が関係します。若いうちから塩分や糖分を控えて正しい食生活をしてください。

その他の相談

Q 睡眠はよくとったほうがよいと聞きますが、夜よく眠れない人はどうしたらよいですか？

A 不眠症の人は、昼間よく運動する、午後から濃いお茶を飲まない、夜刺激の強いテレビを見たり、本にのめりこんだり、スマホをいじりすぎないようにしましょう。
努力しても眠れない、仕事でやむを得ない場合は軽い睡眠薬を処方してもらいましょう。

Q 父は何度注意してもお酒をやめません。お酒は心臓に悪いですよね。

A そうともいえません。肝臓が悪いとか肥満や糖尿病でドクターストップがかかっていれば禁酒ですが、そうでなければ適量は摂ってもよいです。
惰性でだらだら飲むのはいけませんが、メリハリをつけて少したしなむのはよいでしょう。

Q 認知症は心臓病の原因になりますか？

A いいえ。関係ないです。いずれも加齢によって起きます。

Q 癌の人は心臓病にならない、というのは本当ですか？

A いいえ。関係ないです。癌で若いときに命を落とさなかった人が年をとって心臓病になると理解してください。

ひとり暮らしの相談

Q 私はひとり暮らしです。
食事を作れないのでコンビニやスーパーで適当

に弁当を買って食べています。
それでもよいでしょうか?

A　できあいのものはバランスが悪く、野菜が少な
く、添加物が多く、味付けも濃くて心臓によく
ないと思われます。
できりるだけ自分で用意しましょう。
簡単な料理でいいですから、薄味で野菜が多い
メニューを考えましょう。

Q　定年退職して1日中何もしないで過ごしていま
す。
安静が心臓によいのか、心臓のために運動しな
いといけないのか、教えてください。

A　もちろん運動が心臓病を予防します。
大いに外出し体を動かしてください。
真夏や真冬を避けて、体調がよければ1日30分
のウォーキングをしてください。
たかが30分です。がんばってください。

痩せればよいか

Q 肥っているのが心臓に悪いのであれば、痩せれ
ば痩せるほどよいのですか?

A 極端なダイエットや低栄養で痩せすぎると、ロ
コモティブ症候群（運動器症候群）になりま
す。
心臓病にならないとしても、骨粗鬆症やサルコ
ペニア（筋肉減弱症）となり、転倒や骨折で歩
けなくなり寝たきりになります。
肥満もるい痩もよくないです。

Q どれくらいの体重がよいのですか?

A 身長が155cmであれば標準体重は53kgで、その
プラスマイナス10%の範囲で、48〜58kgが許
容範囲内です。

Q 私は年をとって少食になりました。
最近、痩せて骨と皮になりました。
それでも教科書に書いてあるように、太らない

ように食事を制限したほうがよいのでしょうか？

A とんでもない！　どんどん食べて太って、筋肉量が落ちないようにしてください。
痩せると体力も落ちますが、免疫力も落ちて感染症にかかりやすくなります。栄養価の高いものを摂ってください。

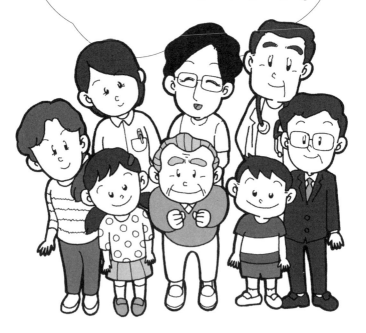

あとがき

　私はここ数年間、診療が終わって夜の余暇時間を使ってクリニックで指導に使えるテキストを少しずつ書いてまいりました。

　最初は院内の患者さま向けの簡単な手引書でしたが、手に取った通院患者さまから、読みやすい、分かりやすい、とお褒めのお言葉を頂戴しましたので、恐れながら2021 年から流通本として出させてもらっています。

　第1作が糖尿病、2作目が高血圧症、3作目が脂質異常症、そして4作目が認知症です。

　専門外の認知症は別として、得意とする内科の基礎疾患3つで終わらせようと思っていましたが、糖尿病も高血圧も最終的に行き着くところは心臓病と腎臓病なので、さらに心臓と腎臓についても勉強し直し私の理解できる範囲内でまとめました。

　実際、さいたま市も高齢者が増えて、日常的に心臓病の人の治療をすることが多くなりました。

　虚血性心疾患や不整脈は入院施設のある大きい病院で治療を受ける時代は終わり、心臓の初期治療が終われば地域のかかりつけ医がその後を引き継ぐ時代が到来しました。

病状の安定した患者さまは私ども開業医が責任もって治療を継続しないといけません。

　この分野の進歩は目を見張るように早いので、今書いている内容が数年後には古い知識にならないかと懸念しながらも、私の数十年間の臨床経験が誰かのお役にたてれば幸いと思い、少しずつ書いて1年かけて完成させました。

　本書を作成するにあたって、毎日毎日私の診療を手伝ってくれる松本内科の職員の皆さん、また関係者の方々、本書を添削していただいた見識者の方々に感謝申し上げます。

　令和6年3月5日

参考文献

Atlas of Human Anatomy. Frank H, Netter,MD
　Seventh edirtion （ELSEVIER） p.215-233 Heart
日本循環器学会　循環器病各種ガイドライン
日本心臓財団　各種資料
日本光電　AED関連資料
Prevalence, incidence and survival of heart failure: a systematic
　review
　Emmons-Bell S, et al. Heart 2022;0:1–10
国立循環器病センター　循環器病情報サービス
日本における心臓移植報告（2022年度）日本心臓移植研究会

〔著者紹介〕

松本都恵子 (まつもと とえこ)

新潟県三島郡出雲崎町出身
昭和49年 新潟県立柏崎高校卒業
昭和55年 国立弘前大学医学部卒業
平成6年 東京大学医学博士、松本内科（さいたま市大宮区）開業
・東京大学衛生学教室和田功教授並びに朝日生命成人病研究所
　菊池方利先生ご指導のもと、糖尿病臨床研究
・米国マサチューセッツ州ボストン市ジョスリンクリニックの
　Krolewski教授と糖尿病合併症疫学共同研究
・糖尿病学会会員・日本循環器病学会会員・日本高血圧学会会員

〈著書〉
・『ストレスと体の病気』『糖尿病の本』『高血圧の本』『コレステロール
　の本』『認知症の本』『花粉症の本』（自費出版 ミヤオビパブリッシング）
・『よーく分かる 糖尿病の本』『よーく分かる高血圧の本』『よーく分かる脂質
　異常症の本』『よーく分かる認知症の本』（ミヤオビパブリッシング）

よーく分かる心臓病の本

2024年4月23日　第1刷発行

著　者　松本都恵子
発行者　宮下玄覇
発行所　**MP**ミヤオビパブリッシング
　　　　〒160-0008
　　　　東京都新宿区四谷三栄町11-4
　　　　電話(03)3355-5555

発売元　株式会社宮帯出版社
　　　　〒602-8157
　　　　京都市上京区小山町908-27
　　　　電話(075)366-6600
　　　　http://www.miyaobi.com/publishing/
　　　　振替口座 00960-7-279886

印刷所　モリモト印刷株式会社